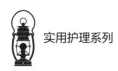
实用护理系列

护士人文修养实践

主编 瞿晓萍 赵爱平 杨 艳 曹文婷

NURSE

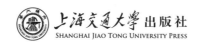
上海交通大学 出版社
SHANGHAI JIAO TONG UNIVERSITY PRESS

内容提要

本书从当前临床护理工作的实际出发,探讨应用型护理人才临床护理思维、人文修养和人文关怀培训的方法。全书分别从人文修养、人文关怀、美学修养、礼仪修养、人际关系、人际沟通、文化修养、临床思维、护理法规、护理伦理十个方面展开,以临床案例为导引,以实践活动方案为重点,训练护理人才的人文关怀、人际沟通、爱岗敬业精神和责任心、爱心、事业心等综合素质,培养临床护士全心全意为患者身心健康服务的意识。

本书可供护生、临床护士以及对护患沟通感兴趣的人群参考阅读。

图书在版编目(CIP)数据

护士人文修养实践/瞿晓萍等主编. —上海:上
海交通大学出版社,2024.3
ISBN 978-7-313-30366-0

Ⅰ.①护⋯　Ⅱ.①瞿⋯　Ⅲ.①护士—修养　Ⅳ.
①R192.6

中国国家版本馆 CIP 数据核字(2024)第 050082 号

护士人文修养实践

HUSHI RENWEN XIUYANG SHIJIAN

主　　编:瞿晓萍　赵爱平　杨　艳　曹文婷

出版发行:上海交通大学出版社　　　　　地　　址:上海市番禺路 951 号
邮政编码:200030　　　　　　　　　　　电　　话:021-64071208
印　　制:上海新艺印刷有限公司　　　　经　　销:全国新华书店
开　　本:787mm×1092mm　1/16　　　印　　张:9
字　　数:191 千字
版　　次:2024 年 3 月第 1 版　　　　　　印　　次:2024 年 3 月第 1 次印刷
书　　号:ISBN 978-7-313-30366-0
定　　价:39.00 元

编　委　会

主　编　瞿晓萍　赵爱平　杨　艳　曹文婷

副主编　唐庆蓉　严玉茹

编　者（按姓氏汉语拼音排序）

　　　　曹文婷　上海健康医学院

　　　　刘　娜　上海杉达学院

　　　　瞿晓萍　上海健康医学院

　　　　唐庆蓉　上海健康医学院

　　　　谢安安　上海健康医学院

　　　　杨　艳　上海交通大学医学院附属仁济医院

　　　　严玉茹　上海交通大学医学院附属仁济医院

　　　　赵爱平　上海杉达学院

　　　　张　霞　上海健康医学院

前　言

随着社会的进步和护理学科的发展,护理已发展为一门由科技和人文有机相融和结合的专业,护理工作需要由融知识、技能和人文修养为一体的专业技术人员来承担。近年来,提升护理专业人员的人文修养和人文关怀能力已是护理教育界的共识,护士执业资格考试大纲也纳入了更多的人文学科知识,尤其是护理美学、护理礼仪、护理人际沟通、护理法律法规及护理伦理学知识,因为这些人文学科知识和技能在护理工作中越来越显现出不可或缺的作用和地位。

本书由高校护理专业教师和临床护理专家共同编著。编写中突出人文修养的实践和应用,与临床实际紧密衔接,让护士在接受临床护理思维和专业技能训练的同时,同步提升护理人文精神和人文关怀能力。内容编排上,以提高人文修养和实践人文护理为主线,结合叙事教学的应用,以帮助读者进一步理解护理专业内涵为起点,以提高文化修养和审美修养为过程,以训练护士专业礼仪和行为规范及语言沟通艺术为方法,最后落点在培养护士护患沟通技巧和正确处理工作中人际关系上,引导护士在进行临床护理工作时以护理法律法规和护理伦理为准绳,将人文关怀理念融入护理的全过程,为服务对象提供全面的优质服务。本书通过系统的循序渐进的过程指导,以期为培养优秀临床护理人才提供助力。

本书编写过程中,编者参阅了大量的有关书籍和文献资料,在此对这些文献的作者谨表衷心的感谢!本书虽经反复修改和审阅,但可能依然存在疏漏和不足之处,敬请各位专家、护理同仁、广大师生和读者谅察并给予指正,以期日臻完善。

编　者

2023 年 8 月 18 日

目　　录

第一章

人 文 修 养

达标要求

1. 通过理论知识学习,能描述人文修养的概念和人文实践的内容。

2. 通过案例分析,能简述护士应具备的人文修养。

3. 通过案例讨论,能举例说明护士人文修养的重要性。

4. 通过实践活动,能在各类护理工作中运用人文修养要求为不同需求的服务对象提供人性化照护。

5. 通过实践反思,能分析归纳实践中的问题,并提出人文技能要求。

6. 通过查阅、学习南丁格尔及南丁格尔奖章获得者事迹,以榜样为楷模,对照专业素养要求,制订职业生涯规划。

医护人员不仅要有诊疗护理的"硬技术",还要有慰藉心灵的"软功夫",即人文修养。人文修养的提高是一个潜移默化、终身教化的过程,医护人员要认识自身承担的人文责任,把人文知识和人文精神贯穿于医护工作的各个环节中。

案例 导入

催人泪下的患者心语
——一封23位患者联合签名的感谢信

患者张阿姨因为医院床位紧张、不能马上住院,而对门诊医生愤愤不满进而投诉。此后当她得知医护人员克服了种种困难,经过多方协调努力使她住入病房,在治疗护理过程中她又感受到了医护人员对她尽心尽力的医治和关爱,非常感激。最后,她写下了发自肺腑的感谢心语,并发起了所在病房患者的自愿签名活动,成就了一段医患心灵相通、心手相连共抗病魔的佳话。感谢信摘录如下:

"我们是罹患血液系统恶性肿瘤的患者,疾病对本人及家属都是个沉重的打击。原本充满欢乐的生活瞬间淹没于悲哀和痛苦之中,原本对美好未来的憧憬化为无尽的治疗和对死亡的恐惧。我们从细数生命的欢乐转而褪为扳着手指煎熬度日……面对死神的威胁，我们的生活，所有的一切全乱套了。但是，我们进了好医院，遇上了好医生！血液科在老院长的带领下，从主任医师到住院医生，从护士长到实习护士，以高度的责任感、以精益求精的个性化治疗方案、以温馨体贴的人文护理，让我们又看到了生命的绚烂、人间的温暖。我们从心底洋溢起尊严和欣慰。我们托付给医护人员的是痛苦、煎熬、祈盼，医护人员回报给我们的是信赖、希望、明天。我们有信心，在你们的精心治疗下，病魔会渐行渐远。我们23位患者真诚地向战斗在抗击白血病第一线，驱散笼罩在患者心中的死亡阴霾而贡献高尚医德、精湛医技的全体医务人员表示衷心的感谢！同时，我们相信，这种良好的互动的医患关系，无疑是医院一道亮丽的风景线……"

思考：

1. 在本案例中，医护人员的人文道德修养从哪里体现？
2. 从患者的哪句话可以看到医护人员的人文修养？
3. 护士人文修养的关键是什么？
4. 你读了这个案例有什么感受？

第一节 护士应具备的人文修养

人文修养包括人文思想、人文知识、人文技能和人文精神四个方面。其中人文思想是根基，知识是基础，方法是能力，精神是核心。诸项兼备，才能具有人文修养。

一、人文修养概述

(一) 修养

修养是人们在思想、品德、知识、技能等方面，经过长期学习和实践所达到的水平。例如，艺术修养、文化修养等，其通常也是一个人综合能力和素质的体现。修养是个人文化心理和行为的自我锻炼、培养和陶冶的活动，以及经过不断努力所取得的能力品质和境界。修养是人的心灵净化和人格升华的过程，是对人格、道德、学问的锻炼和培养，是做人的立身之本。

(二) 人文修养

人文修养是指一个人在人文思想、人文知识、人文技能、人文精神等方面的综合水平，是一个人称其为人和发展为人才的内在品质。人文修养，也是指人们为了培养优良的人文素质而进行的自我锻炼、自我改造、自我陶冶、自我教育的过程。其中人文思想是根基，知识是基础，方法是能力，精神是核心；四者兼备，才能具有人文修养。

1. 人文思想 是根基。人文首先是一种思想及理念。它是人文科学领域中的思想精髓,主要以人对于生命意义与人生方向的看法为核心。现代人文思想强调以人为本,关心人、爱护人、尊重人,对于人性、人伦、人道、人格、人之文化及其价值充分尊重。

2. 人文知识 具有人文修养的人应该有一定的人文知识底蕴。人文知识是与自然知识和社会知识相对应的一类知识,是以语言(符号)和行为模式对人文世界的把握、体验、解释和表达。社会学家邓伟志先生在招收博士生前,首先要考生提交三张读过的书单:专业书单、相关书单、其他。专业书单审视的是学科知识,相关书单映衬的是基础知识的深浅,而无关的书单则考察其人文视野。

3. 人文技能 主要指分析和解决人与人、人与社会以及人与自然之间问题的能力与方法,也是与人共事的一种能力,要求在综合掌握人文知识的基础上,学会用人文的方法思考和解决问题。人文技能基于定性,强调体验,且与特定的文化相联系。护士在职场中需要的人文技能主要有思维判断技能、人际交往技能、沟通技能、写作技能、心理支持技能、教育引导技能、观察分析技能、协调整合技能、创新变革技能等。

人文技能是护士人文知识、人文精神得以体现的手段。包括下面几方面的内容:

(1) 直觉:是一种潜意识的活动,是自己内心的"原始人"的活动,是一种人们没有意识到的信息加工活动,是一种洞察或穿透能力,具有整体性、突发性、非逻辑性的特点。

作为护理人文方法的直觉,是指对患者状况和情境进行直接觉察,不需要进行仔细分析和思考,凭借经验准确地发现问题,并采取适当的解决方法。直觉能力强的护士对患者状况的判断和情境中问题的解决不但可达到快捷、流畅和灵活的程度,而且可达到标准化的水平,在没有意外发生的情况下,不需要有意识努力就可以处理遇到的各种问题。

(2) 体验:一般是指个体在亲身经历过程中,通过反复观察、感受、实践、探究,对认知、情感、行为的深度体察、感悟,最终认识某些可以言说或者未必能够言说的事物,从而掌握知识和技能,发展能力,养成某些行为习惯,形成某些观念、情感、态度乃至心理品格的过程。体验具有个体性、亲历性和内在性。体验可以以不同的标准分为感觉体验、视觉体验、动手体验、情感体验或者成功体验、挫折体验等。

作为护理人文方法的体验,一方面使护士从实践的角度体会、品味、觉察自己的职业意义和价值,更重要的一方面是使护士理解患者,换位思考,以人性的视角观察,以包容的心态感受,真实体验患者的患病过程,从而提高护理的针对性和有效性。

(3) 内省:是自我观察、自我分析、自我认识、自我矫正、自我完善、自我提升的过程,是个体在头脑中对问题进行反复、严肃、执着的沉思,是对过去经验的反馈,同时又是制订新计划和行动的依据。

作为护理人文方法的内省,首先指向护士的医德修养、敬业精神和职业习惯,让其反省自己的行为是否符合职业规范和标准。

4. 人文精神 是人文修养的核心要素。人文精神是一种普遍的人类自我关怀,表现为对人的尊严、价值、命运的维护、追求和关切,对人类遗留下来的各种精神文化现象的高度珍视,对全面发展的理想人格的肯定和塑造。医学人文精神是对人的生命神圣、生命质量、生命价值及未来健康、幸福的关注,是对人类身心健康和自然、社会和人之间的和谐互动及可持续发展的关注,是护士应当领会并付诸实践的精神范式。现代护理人文精神,应以人类可持续发展的健康生存理念为价值理想,一切护理活动实践都应是这种价值理想的具体体现。护理是极具人文特征的专业,护理学需要人文精神领航。

二、护士应具备的人文修养实践的检视

护士人文修养,渗透着尊重患者尊严、尊重患者人格、尊重患者价值的人文精神,体现了护理职业的面貌与形象。具备人文修养的护士在护理实践中可以为患者提供优质服务,有益于疾病康复和患者的身心健康。

(一) 明确法律责任,提高伦理道德修养

护士伦理道德修养是职业素养的根基,受法律制约。《护士条例》提出:护士履行保护生命、减轻痛苦、增进健康的法律职责,尊重、关心、爱护患者,保护患者的隐私是护士的义务。21世纪《中国护士伦理准则》提出:护士提供护理服务应基于尊重人的生命、权利和尊严,提高生存质量。护士对服务对象实施护理应不受限于种族、国籍、信仰、年龄、性别、社会地位,对之均一视同仁。护士要面对平等、公正、权利、信仰、尊严、需要等伦理问题,要处理好患者的健康价值、护理的道德价值及经济价值之间的冲突,就必须提高伦理道德修养。

(二) 明确角色延伸,补充社会学修养

社会学修养需要护士了解护理与社会的关系以及护理工作的社会性。社会环境变化会对人群健康产生影响。社会学知识不仅有助于护士明晰自身的社会角色及职业规划,更有助于提升护士扮演社会角色的能力。护士应该加深对生物-心理-社会医学模式与整体护理模式对护理对象的身心整体性、统一性和社会性影响的认识,学习研究社会学相关理论和实践技术,适应临床护理工作对护士素质提升的需求。

(三) 智者人情练达,健全人际关系修养

世界医学教育联合会《福冈宣言》指出:所有医生必须学会交流和处理人际关系的技能。缺少共鸣(同情)应该看作与技术不够一样,是无能力的表现。人际关系修养是护士在职场的金钥匙,是构建和谐医患关系通用的方程式。护士要运用人际关系知识,为服务对象提供使其身心愉悦的有效帮助,以利于提高工作效率和完成工作目标;使自己在人际互动过程中,逐渐养成健全的人格,成为一名受欢迎的、成功的护士。

(四) 习得良言妙语,夯实语言文字修养

语言文字修养是护理工作者最基本的修养之一。护士作为融知识技术和人文素养为一体的专业工作者,其"文才""笔才"也逐渐成为必备的基本功。医学之父希波克拉底说过,医生有三大法宝:语言、药物、手术刀。护士的护理语言也是护理工作的重要工具,是治疗护理的手段,是一种职业技术,也是评价护士服务态度的重要标尺。护士应具备较好的文字修养,才能适应21世纪对护理人才的需求。

(五) 咏吟国粹经典,厚积文化传统修养

文化是非常广泛和最具人文意味的概念。文化使人厚重。培根有句名言:"学问可以改变气质。精神上的最大缺陷,就是没有文化。"中国文化,是以华夏文明为基础,充分整合全国各地域和各民族文化要素而形成的文化。中国博大精深的优秀传统文化,千百年传承下来的理念,已浸润于每个人心中,构成中国人独特的精神世界。正如习近平总书记所说,中国传统思想文化"体现着中华民族世世代代在生产生活中形成和传承的世界观、人生观、价值观、审美观……"护士通过学习和传承文化,可以了解不同民族、不同地域、不同阶层、不同职业服务对象的社会关系、经济条件、政治文化背景和宗教信仰,领会不同文化背景下人生观、价值观的差异,更好、更有针对性地为患者提供服务。

(六) 腹有诗书气自华,点亮美学艺术修养

护理美凝聚着护理的社会文化,闪烁着为人类健康奉献的智慧。护士审美修养是指护士通过美学理论的学习,在护理实践活动中自觉地进行自我锻炼、自我培养、自我陶冶所取得的感受美、鉴赏美、创造美的能力和品质的过程。审美修养也是护士思想道德修养中不可或缺的部分,是护士造就理想人格,提高鉴赏美、创造美的水平和能力的一项重要内容。提升审美修养对培养融知识、技能和人文素养为一体的优秀护士具有重要的意义。

(1) 护士必须具备善于处理伦理、社会、心理等问题的能力以及良好的审美能力,才能满足人们对健康之美的追求。美学礼仪修养的培养,有助于护士学会欣赏美、创造美,陶冶情操、丰富情感、提升品位,成为美的化身和美的使者。

(2) 护士审美修养要与道德修养、知识修养相辅相成。护士要在护理实践中自觉运用美学理论与相关知识,提升自身的审美意识和审美能力。

(3) 美学对培养和提高护理人员人文素质具有直接的、重要的相潜移默化的作用。人文素质的关键是情感,是对社会的责任感,是人生价值观的取向;美学熏陶可使护士加深对人生意义、生命价值的认识和感悟。

(七) 助力学科发展,提升科学思维修养

科学思维修养主要表现为在观察各种现象时善于发现事物间的内在联系,透过现象看本质,找出规律。护士在思考问题时要善于综合分析和推理概括;在解决问题时要善于联想和发散思维。科学思维修养对于发现护理问题、实施护理干预措施和实现护理创新尤为重要。国际护士节 2009 年的主题为"优质护理,服务社区:护士引领护理创新";2014年起其连续 3 年提出,护士变革的力量是重要的医疗资源。临床护理中创新变革需要护士具备科学理性的思维,有开拓精神和创新能力,通过创新成果强盛护理地位,为护理学科发展插上助飞的翅膀。

📚 **实践活动 1-1**

案例

在某三甲医院门诊大厅,一位老年患者发热 38 ℃持续 3 天,在其女儿陪同下来院

看病。预检护士给予内科挂号单,患者女儿好不容易找到座位安排母亲坐下,去排队挂号。挂号用了 20 分钟,候诊用了 30 分钟,医生接诊后开出一系列化验检查单和 CT 检查单。患者问路、找目的地、抽血等候报告用了 1 小时,CT 检查排队 1 小时。患者女儿疲惫不堪地扶着患者返回候诊处,要求护士准予她们进入诊室,给医生看检查结果。护士看着面前数十位焦急候诊的患者,告诉患者女儿无法满足其要求,请继续排队等候。患者情急发怒,到医院纠纷处理办公室投诉。

思考:

1. 如果你是该患者家人,你会有什么样的感受?

2. 护士应该用什么方法避免患者的投诉?

3. 该院的诊疗流程在哪些环节存在不合理处? 怎么改进?

【评估】

1. 患者和家属的心理状态。

2. 护士的伦理困惑,及护士具备或缺失的人文技能。

3. 医院治疗流程的缺陷。

【计划】

1. 提出人文修养实践达成的目标。

2. 根据场景设计角色组成:预检台护士、门诊护士长、医生、患者、家属、观察员。

3. 应用不同人文技能,以得到不同效果。

4. 列出反思提纲。

5. 观察 2～3 所三甲医院治疗流程,发现和案例中场景不同的环节,以资借鉴。

【实施】

1. 学生 5～6 人为一组,模拟扮演人物特点:护士、医生用人文技能的直觉处理问题;护士长用人文技能的直觉和体验处理问题;患者从发怒到镇静、理解、感谢。

2. 观察员认真观察扮演者的表演,记录、分析问题并提出合乎人文修养的建议。

3. 扮演者分享情感体验和修正角色。

4. 共同讨论医护人员和患者的角色,从不同角度提出诊疗流程的改进方案,提高人文照护的医疗护理质量。

【实践反思】

1. 为什么人文技能是护士人文知识、人文精神得以体现的手段?

2. 你扮演的角色哪些做法是正确的? 哪些是错误的? 为什么? 应该怎么做?

3. 这次实践可以体现出护士的哪些人文修养?

4. 你需要学习哪些人文知识?

5. 诊疗流程的问题在哪里? 在改进中如何实践科学思维修养?

【作业】

针对该实践活动暴露的问题,运用科学思维设计一份合理便捷、环境氛围温馨、始终贯穿人文精神的患者诊疗流程。

📚 实践活动 1-2

案例

某医院儿科病房收治了一名 10 岁的高热患儿,医生初诊"发热待查,不排除脑炎",并开出了病危通知书。家长急得直掉眼泪,几度要跪下哀求医护人员救救他的孩子。小陈护士凭借多年的经验,对患儿仔细观察,发现其精神越来越差,末梢循环不好,伴有谵语,但无颈项强直。于是她又详细询问了家长,怀疑患儿是中毒性菌痢。她将这一情况及时报告给医生,经肛门指诊、大便化验,证实患儿所患疾病为菌痢。经医护密切配合抢救,患儿得救。

思考:

1. 该护士凭什么扭转了患儿的疾病处置?除专业能力外,她的人文修养体现在哪些方面?

2. 护士应该如何面对患儿家长的失控情绪?

3. 医护人员有哪些人文技术可以运用?

【评估】

1. 患儿及家长的需求及心理状态。

2. 护士的护理人文技能优势。

【计划】

1. 提出运用人文方法满足患儿及家长需求的目标。

2. 制订使患者得到心理慰藉的措施及分析预期效果。

3. 分析角色扮演需要的情感和设计行为表现。

4. 观察员明确任务,做好人文修养相关知识的准备。

5. 根据案例设计角色分工:护士、医生、患儿、家长、观察员。

6. 环境准备,根据情境需要准备相应的空间和抢救设备等。

【实施】

1. 每组 5~6 名学生,模拟情景再现人物特点:医生的关切;护士的专业及体贴;患儿的痛苦无助;家长的恐惧和期望。

2. 医护人员运用共情技能,建立良好的医患关系。

3. 鼓励家属表达自己的担忧,并配合治疗。

4. 观察员记录,对观察到的现象进行分析,并提出建议。

【实践反思】

1. 该实践活动如何体现南丁格尔的名言"护士必须要有同情心,有一双愿意工作的手"?

2. 你认为在该案例中,哪一项护理人文技能是最重要的?

3. 你的表现成功在哪里? 是否可以再改进? 依据是什么?

4. 你在护士小陈身上发现了哪些闪光点? 要想成为她那样的护士,你准备怎么努力?

5. 在整个案例的发展过程中,哪个方面使你感触最深? 你的感受具体有哪些?

【作业】

如何理解"护理既是一门科学,又是一门艺术"? 运用具体事例分析解释。

第二节　提升护士人文修养

人文修养的形成主要有赖于后天的人文教育及实践。护理人员自身是人文教育的主体,在积累人文知识的同时,要学习人文研究的方法,塑造自己的人文精神。

一、崇尚护理人文修养

护理人文修养教育被国家、社会高度重视。《中国护理事业发展规划纲要(2011—2015 年)》提出,护理人才培养要突出护理专业特点,在课程设置中加大心理学、人文和社会科学知识的比重,增强人文关怀意识。加强护士队伍建设,让护士将人文关怀融入护理工作中,服务于细微之处。营造关心患者、爱护患者、尊重患者、帮助患者的氛围是优质护理服务工程的措施之一。护理因为融入了人文,其内涵才更加丰富和深刻,而护理工作因融入了人文关怀才显得伟大和高尚,并被人们所称颂。

二、提升人文修养知信行

护理实践是提高护士人文修养的重要途径。护士要养成人文精神,把人文知识和人文技能贯穿于护理活动的各个环节中,才能有效提高人文修养。

(一)人文修养知识汲取

修养从中国传统文化和用语角度去考虑,它主要是指人格、道德、学问的锻炼、培养等,也指科学文化知识、艺术、思想等方面所达到的一定水平。具有高尚的品质和正确的待人处世的态度,可以使自我言行合乎规矩。

1. 修身　"内省"与"慎独"既是修身的方法,也是修身所要达到的较高境界。古人把修身与治理天下联系在一起,并视其为前提。

2. 修行　修养的最终落脚点是修行。人们的日常行为修养主要体现在说话、做事、礼仪和为人处世、待人接物、勤奋敬业、洁身示范等诸多方面。对护理人员而言,包括有识别美与丑、善与恶、真与假的鉴别力,自觉选择美的、善的、高尚的品行,自觉抵制和排斥那些腐朽的并且有较强腐蚀力的落后文化的侵蚀，努力做到品正行端、光明磊落、操守优良。

3. 修知 学习已经成为护理工作中不可或缺的组成部分。护士要养成终身学习的习惯，积极学习护理专业的新理论、新知识、新技术、新方法，了解护理专业发展趋势，不断提高专业素养。

4. 修智 护士要学会对各种自然知识和社会人文知识素材进行综合分析，并结合实际，大胆探索、勇于创新。

5. 修能 现代护士要具备创新能力、沟通能力、领导能力、逻辑思维能力等，才能胜任专业岗位。

（二）人文修养信念养成

人文修养评价显示于口碑，源于人文实践。护士以道德感、理智感、美感满足人的健康愿望和社会、心理需求，通过良好的护理服务使患者的人格受到尊重，提高人的生命质量，赢得美誉。人文修养实践结果使护理学的科学价值与人的价值相统一，使极具人文修养的护理专业价值成为永远的商标。

（三）人文修养实践深耕

人文修养实践是护士在护理实践活动中进行自我教育、自我锻炼、自我塑造、自我提高、自我完善过程中提高人文修养水平和能力的过程。

1. 人文修养的实践意义 人文修养的实践能力是护理人员的从业之本。医学虽属于自然科学，但也与社会科学密切相关。医疗工作的服务对象不是疾病，而是生病的人。因此，医护人员在医疗护理中应给予服务对象温馨、体贴的服务。人文修养过程是从本我到自我到超我一步一步升华的过程，人文修养的实践是人类多层次需要、中高级需要的追求和满足的过程。提升人文修养需要护士不断实践和感悟，犹如"磨刀"与"充电"，这种磨炼会为护理人员职业生涯发展带来根本性影响。

2. 人文修养的实践方法

（1）加强人文知识教育：高等护理院校要保证足够学时、学分的人文社会通识教育课程。通过人文课程、人文讲座、人文书籍多元积累，培养适应生物-心理-社会医学模式的护理人才。

（2）参加校园文化活动：以提升文化品位，提升艺术作品、文学作品鉴赏能力，提升美学礼仪修养。通过社会实践了解不同民族或不同地域的文化、宗教等，提升传统文化修养。

（3）强化护理实践：护士的人文修养直接反映在护理实践中。在临床实践过程中，护士可以观察到抽象概念的具体表现，如职业道德、人际关系、科学思维等；可以体验护理与文化、社会、美的关系；可以发现自身的不足与努力方向；可以检验自我提升的效果。

实践活动 1-3

案例

　　某院心内科护士小李最近因家中老人生病,心情不佳。在昨天下午上班时,因其丈夫出差无人接女儿放学而提前下班去接女儿,并且忘了发2床患者的口服降压药,导致患者血压升高。今日上班,患者家属向护士长投诉小李不负责任,发生了护理不良事件。护士长当即在早交班上严厉批评了小李。

　　护士长:"小李,昨天你为什么提前下班?"

　　小李:"这几天我丈夫出差了,我女儿在学校没人接,我提前下班接女儿去了。"

　　护士长:"是接你女儿重要还是上班重要呀!你是不是不想干了!你怎么还会忘了发2床患者的降压药呢?"

　　小李:"这几天家里事情很多,所以……"

　　护士长:"现在患者家属已经投诉你了,你有本事提前下班、忘记发药,就有本事去解决这个问题,这件事情我不管了,你自己去解决吧!"

　　交班结束,责任护士王玲主动找到患者,诚恳道歉,并立即与医生沟通协调处理患者病情。最后患者看到巡视病房的护士长时,当面表扬了小王,并说:"看在小王平时无微不至关心我的面子上,我就不再追究小李护士的差错了。"

思考:

　　1. 护士长在哪方面的人文修养存在问题?人文技能方法哪里存在不妥?

　　2. 小李护士的人文精神需要如何培养?

　　3. 为什么患者会表扬小王,她的人文修养闪光点在哪里?

　　4. 如果你是当班护士,会如何对待这件事?对护士长的批评有什么感受?

【评估】

　　1. 护士长和小李的护理人文修养。

　　2. 护士长的人文技能。

　　3. 护士的压力和心理状态。

　　4. 患者的心理活动。

　　5. 责任护士体现出的人文修养。

【计划】

　　1. 提出实践活动达成的人文修养目标。

　　2. 设计护患纠纷情景。

　　3. 根据情景设计角色:护士长、护士小李、责任护士、患者、家属、医生、观察员。

　　4. 了解不同角色,酝酿表达内容和心理情绪。

　　5. 每次每组实践活动15分钟,实践反思30分钟。

　　6. 做好病房环境及护士吧台准备工作。

【实施】

1. 学生每6～7人为一组,设组长一名,小组成员共同商量实践活动细节。

2. 根据案例情景,模拟护患纠纷发生的始末,演示各个角色不同的情感:护士小李因女儿没人接所以心情焦虑,被护士长批评后心里委屈;护士长脾气急躁,和护士沟通不理性;责任护士态度和蔼、和颜悦色,展示出良好的沟通技能;家属焦急愤怒,埋怨指责护士。

3. 最终结局:纠纷解决,护患关系和谐,各自回归病房、工作岗位。

4. 观察员细致观察并记录,分析归纳问题,提出建议和观点。

【实践反思】

1. 护士长在哪方面存在人文修养问题? 护士长怎么做才能让护士敬佩?

2. 护士长这样的工作作风会产生哪些后果? 应该如何改进?

3. 护士小李处理生活与工作的关系违背了什么人文修养要求?

4. 该事件中护士及护士长的工作压力该如何调适?

5. 你认为作为护理人员,在护际关系中如何体现人文修养?

6. 你体验到患者什么样的感受? 患者为什么最终会妥协?

7. 小王为什么能化解护患纠纷? 日常工作中她的人文修养对患者产生了什么影响?

8. 对于此实践活动,你有什么感受和收获?

【作业】

请回忆你曾经有过的不愉快事件,思考其为什么会发生? 你有哪些方面做得不好? 和人文修养有关吗? 应该如何处理才能避免再次发生这样的事情? 请在小组内分享。

第三节　榜样引领,砥砺前行

一、南丁格尔对护理的贡献

弗罗伦斯·南丁格尔(Florence Nightingale, 1820.5.12—1910.8.13)是护理事业的创始人和现代护理教育的奠基人。她出生于意大利的一个英国上流社会家庭。在德国学习护理后,曾在伦敦的医院工作,于1853年成为伦敦慈善医院的护士长。

克里米亚战争时,她极力向英国军方争取在战地开设医院,为士兵提供医疗护理。她分析了堆积如山的军事档案,发现在克里米亚战役中,英军死亡的主要原因是在战场外感染疾病及在战场上受伤后没有得到适当的护理,真正死在战场上的人反而不多。南丁格尔于1854年10月21日和38位护士到克里米亚野战医院工作。她成为该院的护士长,为伤病员提供科学的护理。经过仅仅半年左右的时间,伤病员的病死率就下降到2.2%。因此,她被称为"克里米亚的天使",又被称为"提灯女神"。

1860年,南丁格尔用政府奖励的4 000多英镑创建了世界上第一所正规的护士学校。

随后,她又创办了助产士及经济贫困的医院护士学校,被人们誉为现代护理教育的奠基人。

南丁格尔的努力,让昔日地位低微的护士在社会上的地位和形象都大为提高,成为崇高的象征。"南丁格尔"也成为护士精神的代名词。她是世界上第一个真正的女护士,开创了护理事业。"5.12"国际护士节设立在南丁格尔生日的这一天,就是为了纪念这位近代护理事业的创始人。

二、南丁格尔奖简介

南丁格尔奖是红十字国际委员会为表彰在护理事业中作出卓越贡献人员的最高荣誉奖。英国人弗罗伦斯·南丁格尔在克里米亚战争中,将个人的安危置之度外,以人道、博爱、奉献的精神为伤兵服务,并建立了护理工作规范和标准,成为护理工作者的楷模。1907 年红十字国际委员会在第 8 届国际红十字大会上设立南丁格尔奖,1912 年在华盛顿举行的第 9 届国际红十字大会上首次颁发。该奖每 2 年颁发一次,获奖者每次最多 50 名。

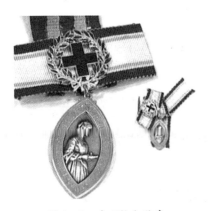

图 1-1　南丁格尔奖章

1991 年,红十字国际委员会布达佩斯代表大会通过了《弗罗伦斯·南丁格尔奖章规则》,在第二条规定,奖章可颁发给男女护士和男女志愿护理工作人员在平时护理工作和战时作出如下突出成绩者:"具有非凡的勇气和献身精神,致力于救护伤病员、残疾人或战争灾害的受害者;如有望获得奖章的医疗从事者在实际工作中牺牲,可以追授奖章。"

南丁格尔奖章镀银(图 1-1)。正面有弗罗伦斯·南丁格尔肖像及"纪念弗罗伦斯·南丁格尔,1820—1910 年"的字样。反面周圈刻有"永志人道慈悲之真谛"。中间刻有奖章持有者的姓名和颁奖日期,由红白相间的绶带将奖章与中央饰有红十字的荣誉牌连接在一起。同奖章一道颁发的还有一张羊皮纸印制的证书。

三、中国南丁格尔奖获得者

第 29 届(1983 年)王琇瑛

第 30 届(1985 年)梁季华　杨必纯　司堃范

第 31 届(1987 年)陈路得　史美黎　张云清

第 32 届(1989 年)林菊英　陆玉珍　周娴君　孙秀兰

第 33 届(1991 年)吴静芳

第 34 届(1993 年)张水华　张瑾瑜　李桂美

第 35 届(1995 年)孙静霞　邹瑞芳

第 36 届(1997 年)汪塞进　关小英　陆　冰　孔芙蓉　黎秀芳

第 37 届(1999 年)曾熙媛　王桂英　秦力君

第 38 届(2001 年)吴景华　王雅屏　李秋洁

第 39 届(2003 年)叶　欣　钟华荪　李淑君　姜云燕　苏雅香　章金媛　梅玉文

李　琦　陈　东　巴桑邓珠

第 40 届(2005 年)刘振华　陈　征　冯玉娟　万　琪　王亚丽

第 41 届(2007 年)聂淑娟　陈海花　丁淑贞　泽仁娜姆　罗少霞

第 42 届(2009 年)王文珍　鲜继淑　杨　秋　潘美儿　张桂英　刘淑媛

第 43 届(2011 年)吴欣娟　陈荣秀　孙玉凤　姜小鹰　赵生秀　索玉梅　陈声容

张利岩

第 44 届(2013 年)蔡红霞　成翼娟　林崇绥　王海文　王克荣　邹德凤

第 45 届(2015 年)杜丽群　宋　静　王新华　邢彩霞　赵庆华

第 46 届(2017 年)李秀华　杨　辉　杨惠云　杨　丽　殷艳玲　游建平

第 47 届(2019 年)李　红

第 48 届(2021 年)成守珍　胡敏华　脱亚莉

第 49 届(2023 年)陈　静　邢少云　刘晓娟　甘秀妮　赵雪红　蒋　艳　张颖惠

📚 实践活动 1－4

案例

　　查阅南丁格尔奖章获得者事迹,交流与分享。

【评估】

　　1. 南丁格尔奖章获得者对护理事业的贡献和所具备的护士人文修养特征。

　　2. 南丁格尔奖章获得者对你今后从事护理工作的启示。

【计划】

　　1. 准备查阅南丁格尔奖章获得者事迹的方法。

　　2. 列出最感动你的南丁格尔奖章获得者的名字,摘录她们的事迹。

　　3. 剖析南丁格尔奖章获得者的人文修养亮点。

　　4. 制订学习南丁格尔奖章获得者人文修养的计划,发扬她们的人文精神,为你的专业发展增添动力。

【实施】

　　1. 学生以小组为单位,每组 5～6 人,每位组员联系自我学习计划进行交流分享,每人5～6 分。

　　2. 小组成员点评分享者的交流内容,互相鼓励,寻找护理事业前行路途中的榜样。

　　3. 将每人收集的南丁格尔奖章获得者的先进事迹发邮箱或微信共享。

　　4. 整理本次实践活动的资料,在学校内做一次壁报展示,传递专业正能量。

【实践反思】

    1. 你认为作为护理人员,在工作中如何体现人文修养? 还有哪些方面需要学习?

    2. 你对护理专业的本质特征及其与人文修养的关系如何理解?

    3. 提高人文修养对护理专业地位会产生什么效应? 你可以做些什么贡献?

    4. 哪位南丁格尔奖章获得者是你最敬佩、最现实的学习榜样? 为什么?

【作业】

    到医院调查了解优秀护士的先进事迹,将这些典型事迹编成小故事,分析医院护理人员在工作中是如何体现护士人文修养的。

(赵爱平　刘　娜)

第二章

人 文 关 怀

达标要求

1. 能识别患者的需要。
2. 能结合患者的需要给予恰当的人文关怀。
3. 能在学习和工作中自觉实施人文关怀。

案例 导入

To cure sometimes, to relieve often, to comfort always.

这是长眠在纽约东北部的萨拉纳克湖畔的特鲁多医生的墓志铭(图 2-1),中文翻译:有时,去治愈;常常,去帮助;总是,去安慰。

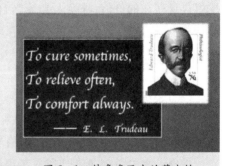

图 2-1 特鲁多医生的墓志铭

这位特鲁多医生虽算不上"名人",但他的墓志铭却久久流传,激励着一代又一代的行医人。他的这句墓志铭既是对临床医学的客观评价,也展现出了对生命的尊重,更是体现了一个医者的高尚情操和对患者的人文关怀。这句铭言解析了医务工作者的职责不仅仅是要治疗、治愈疾病,更多的是要去帮助和去安慰患者。来自医务人员的关怀,不仅能让患者感到温暖和安全,同时也能调动患者的积极心理因素,及时解除患者的心理隐患,增强战胜疾病的信心,提高治疗效果。因此,一名优秀的医者必须在治疗疾病的同时,更多地去实践安慰和帮助患者的情感性行为,这就是"人文关怀"。

思考:

1. 为什么人文关怀在护理工作中很重要?
2. 我们应如何实施人文关怀?

第一节　人本为怀，护卫健康

自从有了人类，就有了关怀。"人文关怀"已成为人们使用频率最高的词汇之一，频频出现在各种媒体和人们的讲话中，成为各行各业的管理理念和服务思想，存在于人类社会的各个领域。从南丁格尔开创现代护理事业之时，人文关怀就被深深地植入了护理专业中，并已成为护理的核心和精髓。作为护理人员，应明确人文关怀的职责和使命，具备人文关怀的知识和能力，并有效践行人文关怀。

一、人文关怀

人文关怀（humanistic care）是一个哲学范畴的概念，又称人性关怀，是对人的生存状态的关注，对人的尊严与符合人性的生活状态的肯定和对人类的理解与自由的追求。人文关怀是当今社会发展的一个重要特征，它要求关注人的生存状况，维护人的尊严，促进人的全面发展。

现代社会科技发展迅速，有些忽略了自然生态的平衡，人们开始呼唤人性的慈善与崇高。由于人自身的非理性因素难以控制，人与人之间关系的冷漠仍然存在，于是人们开始反思自身存在的价值，呼唤人类流露自然情感，展现人际间的人性关怀，展现万事万物的相依共生，构造充满关爱的社会，在互动中达到和谐相处，促进自身的全面发展。

二、护理人文关怀

（一）护理人文关怀的概述

1. 护理人文关怀的概念　护理人文关怀是指在护理过程中，护士以人道主义精神对患者的生命与健康、权利与需求、人格与尊严的真诚关怀和照护。

护理人文关怀，要求护士除了为患者提供必需的诊疗技术服务之外，还要为患者提供精神的、文化的、情感的服务，以满足患者的身心健康需求，体现对人的生命与身心健康的关爱。

护理人文关怀是实践人类人文精神信仰的具体过程，其基本要素包括两个层面，即护理人文精神的观念意识层和护理人文关怀的主体实践层。

2. 护理人文关怀的孕育　现代医学已经认识到，疾病无法被彻底消灭。疾病的致病因素是复杂的，许多慢性疾病、老年病、非感染性疾病的致病因素不是纯生物学上的，而是生物、心理、社会、环境、行为习惯等多方面的。因此，护理学要发挥作用，就必须由单纯关注技术和疾病转变到关心整体的人及其生活，这就要求在护理中倡导人文关怀。

3. 护理人文关怀的提出　护理人文关怀这一概念在 20 世纪 70 年代至 80 年代西方社会物质文明高度发达的时期被正式提出。受生物-心理-社会医学模式的影响，护理学者开始反思自身专业的价值、地位及研究领域等内容。具有丰富的人类文化学与精神心理学知识背景的美国护理理论家马德琳·莱宁格（Madeleine Leininger）与琼·沃森（Jean

Watson)分别于1975年和1979年提出"人文关怀是护理学的本质"及"护理学是以关怀整体人的生命健康为本的人文关怀"的观点。琼·沃森在她的著作《护理:关怀的哲学和科学》中首次应用了"人文关怀"这一词语。

(二) 护理人文关怀的主要内容

1. 尊重患者的生命价值 护理人文关怀的核心是关心患者的健康需求,尊重患者的生命价值、尊严与权利。护士作为人文关怀的提供者,不论在何种情况下,都应尽最大力量拯救患者的生命;通过与患者的互动,帮助患者在遭受疾病痛苦而心情沮丧时认识到自身生命的存在价值,使其获得心理愉悦与整体和谐,从而提高患者的生命质量。尊重患者的生命价值是帮助患者从失望走向希望的力量源泉,也是护士专业本质的核心体现,更是护理人文关怀行动的灵魂所在。

2. 理解患者的文化背景 不同文化背景的人有不同的关怀体验,需要不同的关怀表达方式。例如,对一般高热患者,护士可用触摸其额头的方式来表达关注和关心,但对某些少数民族患者,则绝对不可以碰其头部。可见,护士实施的关怀照护措施,必须考虑到患者的文化背景,建立适应文化背景的护患关系,满足患者的文化需求。对文化背景的理解,是护士提供人文关怀照护的基础。

3. 表达护士的关爱情感 护理人文关怀的实质是一种充满爱心的人际互动,是护士将获得的知识经内化后自觉关爱患者的情感表达。人天生就具有同情弱者的善性,作为护理人文关怀的提供者——护士,必须具备关注、关心、关爱与尊重他人的个性特征,对自己及他人要有关爱敏感性,在临床护理实践中要主动关心并帮助患者。护士的职业情感是护理人文关怀行动的内在动力。

4. 满足患者的个性需要 患者在疾病状态下,对人文关怀的需求会因不同的情境而有所差异。如为了缓解疾病带来的压力和紧张,有些医院在病房播放能让人放松的轻音乐,但有些患者却要求关掉音乐,以保持完全安静。因此,护士在实施关怀行动之前,首先应对患者的需要作出准确评估,然后给予针对性的帮助,让每个服务对象在需要某种帮助的时候,恰到好处地得到应有的支持、鼓励与肯定。

5. 协调护患的人际关系 护士与患者及家属之间建立一种和谐、信赖的护患关系,能促进患者情绪的表达,能为患者营造一个维护、改善与支持其健康的环境。例如,护士在接待新入院患者时帮助其尽快熟悉环境,了解治疗护理程序,查房时多了解患者的健康需要,注意患者的感受和信息反馈,同时帮助患者与患者建立友好互助关系,可以令患者感到亲切和踏实,更自觉地主动参与和配合治疗护理活动。由此可见,协调人际关系是护理人文关怀实践的保证。

实践活动 2-1

案例

"祝你生日快乐,祝你生日快乐……"10月5日17时30分,骨科病房内传来了一片欢歌笑语,住院患者王阿姨在这里和护理人员共同度过了一个难忘而特殊的日子——55岁生日。十多名护理人员为患者王阿姨送上生日鲜花,一起为她欢唱生日歌祝福她的生日。王阿姨被这意外的惊喜感动得热泪盈眶,原来是责任护士悄悄记下了她的生日,利用大家下班休息时间安排了这个特别的生日会。王阿姨患有左髋骨骨折,因丈夫与孩子都在异地工作,平日行动不便的她总是独来独往,在这个特殊的日子,也是孑然一人。这个特殊的生日会令她惊喜万分,潸然泪下,她说:"过了大半辈子,还是第一次过这么有意义的生日,而且还有鲜花和生日歌,真是太意外,太感谢了!"在生日会上,王阿姨一直洋溢着孩童般灿烂的笑容,她感激的话语也深深地温暖了所有护理人员的心。

思考:

1. 患者为什么会惊喜万分并特别感激?
2. 这个生日活动体现了护士们的什么能力?

【评估】

1. 患者的心理状态和情感。
2. 患者对人文关怀的需要。
3. 护士的行为目的和意义。
4. 护士的心理状态和情感。
5. 人文关怀在护理工作中的作用。

【计划】

1. 提出运用人文关怀达到患者需求的目标。
2. 制订能慰藉患者心理的计划及措施。
3. 根据案例分配角色:观察员、患者、护士1、护士2等。
4. 分析所扮演角色的需要和情感。
5. 观察员明确任务,做好人文关怀相关知识的准备。
6. 环境准备,根据情景需要准备相应的空间和设备等。

【实施】

1. 5~6名同学为一组,分别扮演患者和护士。
2. 观察员认真观察扮演者的各种表现,需要时给予扮演者帮助和支持。
3. 扮演者分享在扮演过程中的情感体验和内心需要,并说出自己对人文关怀的感受。
4. 观察员分享在观察过程中的情感体验,并说出自己对人文关怀的感受。

【实践反思】

1. 你在扮演患者过程中有何体验?
2. 你在帮助患者的过程中感悟到了什么?

【作业】

如何提升自己的人文关怀能力？

第二节 护理人文关怀实践

护理人文关怀除了为患者提供必需的诊疗技术服务之外，还要为患者提供精神、文化、情感的服务，以满足患者的身心健康需求，体现对人的生命与身心健康的关爱。护理人文关怀是实践人类人文精神信仰的具体过程。

一、护理人文关怀的基础

（一）马斯洛需要层次理论

1. 马斯洛需要层次理论的内容 马斯洛指出，人类的动机是由多种不同性质的需要组成的，这些需要又有先后与高低之分，即有一个需要层次，其由低到高依次为生理需要、安全的需要、爱与归属的需要、尊重的需要、自我实现的需要。

每个人都有这五种不同层次的需要，但不是五种需要同时存在。在不同时期、不同条件和环境下，人们对满足需要的迫切程度也各不相同。必须先满足较低层次的需要，才能满足较高层次的需要。一旦缺失的需要得到满足，达成这些需要的动机就会降低。成长需要则不同，它不会完全被满足。成长需要越多，人类寻求进一步成就的动机就越强。需要层次理论不仅可以解释人类的行为动机，也可以解释人格发展，提供一种如何看待整体人的发展的方式。

2. 马斯洛需要层次理论与护理人文关怀

（1）注重患者个体需要的差异性：马斯洛需要层次理论表明，需要是人们活动的内在动力。在护理患者的过程中，需要全面理解和正确把握每位患者的个体需要，有的放矢。依据马斯洛需要层次理论，不同时期的不同对象有各种不同的需要。因此，护士要善于观察患者、了解患者，根据每位患者的不同需要开展有针对性的护理工作，使患者的合理需要得到满足。

（2）了解不同患者需要的层次性：马斯洛认为人不同层次的需要受兴趣爱好、价值追求等内在因素的激发和影响。这五个层次基本上概括了一般人的不同需要，也在一定程度上反映了人类行为和心理的共同规律。这就要求护士在具体工作中，应对患者的具体需要进行具体分析，辨别患者不同需要的层次和种类。人的需要虽然有低级和高级之分，但并非都是严格按照由低级到高级递进的规律发展的。有时甚至会在低级需要尚未被满足时，就会产生更高级的需要。也有可能同时追求低级和高级的需要，并且这些需要没有主次之分。

（二）关怀照护理论

1979 年，美国学者琼·沃森提出"护理是关怀的哲学和科学"的理论，第一次把人性关怀的理念引入护理学科。随着社会文明进程的加快、人们对健康需求的提高以及护理模式的转变,关怀在护理领域的重要性越来越得到人们的高度认同。

关怀照护是护理的核心。关怀照护有关心、关爱、照顾、爱护、帮助、牵挂等含义,没有关怀就没有护理。从南丁格尔创立护理学专业之日起,护理工作就与人道主义精神和以关心患者、关爱生命为核心的职业道德密切联系在一起。

(三) 优质护理服务

卫生部于 2010 年初在全国范围内开展主题为"夯实基础护理,提供满意服务"的优质护理服务示范工程活动。其在重点工作中明确提出,将"以患者为中心"的护理理念和人文关怀融入对患者的护理服务,在提供基础护理服务和专业技术服务的同时,加强与患者的沟通交流、为患者提供人性化护理服务。在《2011 年推广优质护理服务工作方案》中又明确提出,临床护理服务应充分体现专科特色,丰富服务内涵,保障患者安全,促进患者康复,增强人文关怀意识,倡导人性化服务。2015 年 3 月,国家卫生和计划生育委员会公布的《关于进一步深化优质护理、改善护理服务的通知》中要求医院增加临床护士,加强人文关怀。

二、护理人文关怀的一般原则

护理人文关怀的核心原则是"以人为本"。人本主义把人看成完整的个体,具有自然属性和社会属性。在护理领域,人本主义主要表现为"敬畏生命和尊重人性"。敬畏生命是医学领域永恒的行为准则,敬者敬生,畏者畏死。护理是与人的生命密切相关的专业活动,护士只有具备强烈的敬畏生命的意识,才能常怀仁爱之心,认真对待每个生命的痛苦与忧虑,并竭力实践人文关怀。人本主义的另一个重要表现是对人性的尊重。人性是在一定社会制度和历史条件下形成的人的本质,是指人的特点。尊重人性即尊重人的本质,满足人性的需求。护理人文关怀主要通过如下几个方面来体现"以人为本"的原则。

(一) 包容

包容是一种非凡的气度,其核心内涵是无条件积极关注。

1. 无条件积极关注及其内涵　无条件积极关注指以不评价的态度来对待人、不依据人的行为举止来判断一个人、无条件地接纳一个人。无条件积极关注立足于人的发展,尊重作为人的权利和独立性,珍视人的价值,展现出人本色彩。

无条件积极关注指注重每个人自身的需要,信任人的能力,认为个体有能力、有责任改变自己。罗杰斯认为无条件关注为人们提供了挖掘自我潜能去实现自我的环境和基本条件。无条件接纳对方,可以使其发生积极变化,不断成长。与此同时,人在接受对方的关注和温情的时候,也会产生对对方的关注与温情。

2. 无条件积极关注与护理人文关怀　无条件关注,既接纳患者积极的一面,也接纳患者消极、灰暗、错误的一面;既接纳与自己相同的一面,也接纳与自己完全不同的一面;既接纳自己喜欢、赞同的一面,也接纳自己厌恶、反对的一面;既接纳患者的价值观、生活方式,也接纳患者的认知、行为、情绪、个性等。

在无条件积极关注原则的指导下,护士坦诚的态度和对患者的信任,都可能使患者感受到自身的价值。护士在患者的立场上思考并给予情感回馈,真正切入患者的内心,就能使患者体会到一种感人至深的真情。无条件积极关注,可使患者与护士的情感联系加强,护患关系不断改善。

(二) 真诚

真诚(genuineness)是真实的、正直而诚实的、没有保守和偏见的一种状态。人本主义心理学注重人的心理倾向和潜力的挖掘,激励人们去成为自我实现的人。

1. **真诚与护理人文关怀** 真诚是一种心灵的开放。真诚的护士熟悉自己,坦然面对自己,在护患互动过程中能够轻松地呈现真实的自己。在临床上,当面对有些患者的不当言行或有损健康的行为时,护士适度地表达对患者言行的看法,无损于护患关系,反过来会起到积极的促进作用,建立更为良好的护患关系。

2. **真诚是一门艺术** 真诚并不是随心所欲、口无遮拦,将自己的痛苦或者要求强加于患者,或是将自己的每一个想法都说出来。真诚可以分解成"真实"和"诚恳"两个部分。仅有真实是不够的,真实的出发点如果是完全不考虑他人的感受、不看全局、不从长远考虑,则往往会事与愿违。在执行"真"的同时,需加上"善"和"美"。有了"善"的缰绳,"真"才会变得坚韧而富有弹性;有了"美"的润色,"真"才会变得精彩。

3. **真诚是一种力量** 真诚的眼睛是清澈的,真诚的声音是甜美的,真诚的态度是缓和的,真诚的行动是从容的,真诚的处世是优雅的。真诚地做事,则能克;真诚地做人,则能立。若护士在护理工作中秉承正确的职业理念,本着对患者信任的态度,关切和爱护患者,同时在接纳自己、充满自信的基础上保持真诚,则不但能够促进患者的康复,推动护理事业的发展,而且也能使自己成长。

(三) 仁爱

1. **仁爱及其内涵** 济世救人,仁爱为怀。仁爱是儒家思想的核心,是自古以来东方人共同尊奉的道德信念,是主观道德修养的最高体现,包含着对人的尊重和关怀。儒家思想中的"仁"是一种处理人和人之间关系的理论。根据东汉文字学家许慎的《说文解字》,"仁"是由"人"和"二"两个单字组成的,其本意是指人与人之间的相互关系,以及人与人在交往过程中表现出的友爱、同情等爱人之心。"仁爱"的儒家思想与人本主义的思想是一致的。"仁爱"之心的表达也是践行护理人文关怀的基本原则。

2. **仁爱与护理人文关怀** 人本主义认为,人有与生俱来同情弱者的善性。当人遇到某种特定的痛苦境况时,就会自觉意识到自己与他人之间存在着某种无形的联结,牵动内心而主动、自觉地关心他人。这与孟子所说"恻隐之心,仁之端也"的思想不谋而合。在护理实践过程中,护士要具有同情、怜悯之心,体会患者的痛苦,耐心、细致、深入地了解患者病情,对患者予以足够的重视,安慰和尊重患者,赢得他们的信任,解除他们的焦虑。此时,护士付出的爱体现出超越知识、技术的最美的灵性。医者仁心,大爱无疆。同情之心与生俱来,人之初、性本善。护士的"善"体现在助人于困难之际,救人于危急之时,最能展现人性的温暖,最直接、最生动地体现了护理人文关怀。

(四) 专业

1. 护理学是一门学科　护理学有自己的科学知识体系,而护理人文关怀是在护理学理论知识的支撑下实践的,这就是护理专业所体现出的科技、人、自然和社会的和谐发展。护理是体现人文关怀的职业,护士在实践中需要用专业知识和技能来缓解患者的痛苦和治疗疾病,同时应善于表达对患者的尊重、关心、肯定、欣赏,这样才能体现人文关怀的真谛,促进患者自我愈合,实现护患双方心灵的融合。

2. 科学知识和技术是护士实践护理人文关怀的保障　扎实的专业理论知识和技能是护士及时、独立发现问题,创造性地分析、解决问题的基础,是为患者提供人性化关怀护理的专业保障,是护理学专业发展的持续动力,更是护理科学与人文艺术完美结合的核心要素。

护理学承担着为不同群体的服务对象提供健康保健的社会重任。为了履行这一职责,护理人员必须要有基础的专业知识,建立科学的护理理论体系,指导护理实践、护理学教育和护理管理;同时还应运用社会学、心理学和临床医学等自然科学和人文科学的理论,不断发展和拓宽学科知识,为人类的健康服务。

三、护理人文关怀的方法

护患沟通交流是护理人文关怀的基本方法,是人文关怀在临床护理中的具体应用。通过护患沟通,患者可以看到、听到、感受到护士的人文关怀,从而更理解护理工作,使护士形象得以提升,建立起良好的护患关系。通过护患沟通,护士能进一步学习到疾病发生和发展变化对患者心理影响的规律并获得护理经验,拉近护患双方的距离,真正建立起相互尊重、信任、平等、合作的新型护患关系。在护患沟通中,护理人员可通过语言沟通、类语言沟通、非语言沟通、共情、关爱实现护理人文关怀。

(一) 语言关怀

语言关怀是指通过语言沟通实施的人文关怀,是以语词符号为载体实现的护患沟通关怀,主要包括口头沟通、书面沟通和电子沟通等。其中口头沟通是指借助语言进行的信息传递与交流。书面沟通是指借助文字进行的信息传递与交流。书面沟通的方式有很多,如通知、通信、公告、报刊、备忘录、书面总结、汇报等。电子沟通是指通过互联网、电子邮件、社交媒体等电子平台进行信息传递和交流的一种方式。

(二) 非语言关怀

非语言关怀是指借助非语言的方式实施的人文关怀,是指在信息传递过程中通过肢体动作、体态、空间距离等方式交流信息、进行沟通的过程。非语言沟通的方式与语言沟通一样重要,也有自己的"语音"和"语调",也能传递所要表达的信息。在沟通过程中,信息的内容部分往往通过语言来表达,而非语言则作为提供解释内容的框架,来表达信息的相关部分。语言符号主要表现意识活动,非语言符号主要表现潜意识的波动。非语言符号传递的信息往往比语言符号传递的信息更准确。

非语言关怀主要是通过护士的眼神、面部表情、肢体语言、仪表及与患者的身体距离等来展现。

（三）感同身受

"感同身受"意味着非常彻底地进入他人的私人感知世界,敏感地感受他人的恐惧、狂怒、柔情,甚至是他人所经历的一切。当人们知道自己被理解、被接受时,就不用努力去解释自己的观点,不用担心被误解、被拒绝。如果护士对患者的这种理解很自然地表露出来,并且这种理解被患者感受到,就会增强护士与患者之间的感情联系,这种积极的归属感可以减轻患者的孤独感,给他们信心和希望。有时"感同身受"甚至可以帮助患者提高其洞察力,帮助他们处理问题、解决问题。同样,护士对患者的"感同身受"也有利于护士自身,最明显的是当护士帮助了别人,使别人感到被理解和接受时,护士也会感到很温暖。

（四）关爱

爱是构建护理人文关怀的基石。关怀是关心、关爱他人。关怀的核心是爱,爱是一种生活态度,也是一种生活方式。一名拥有爱的能力和智慧、懂得如何去爱与被爱的护士会更幸福、更快乐、更有力量。

实践活动 2-2

案例

"王老师,早上好! 昨晚休息得还好吗? 新的一天又开始了,让我来帮你漱漱口,洗洗脸,清爽一下,好吗?"护士小敏一如既往的热情洋溢,亲切地来为昨天刚做了手术的患者做晨间护理。但是这位患者却一脸阴沉,冷冰冰地说:"不洗了,我没力气也没这个必要。"原来这位患者是本院的一位老护士,现年68岁,身患直肠癌,昨天上午刚做了手术,在小敏护士来院工作前就已退休,因未结婚,无家属照顾,之前都是医院里的老同事轮流来看望她。护士小敏看到王老师的这种状态,感觉她有些丧失战胜疾病的信心。

思考:

1. 你能理解这位患者的心理吗?
2. 我们该如何帮助这位患者?

【评估】

1. 患者的健康状况。
2. 患者的心理状态和文化需要。
3. 患者的支持系统情况。
4. 患者目前最需要解决的问题。

【计划】

1. 了解案例情景,提出通过人文关怀达到患者需求的目标。
2. 根据患者的身体状态,制订协助患者完成自我清洁护理的措施。
3. 结合患者的心理状态,制订人文关怀的措施。
4. 根据案例进行角色分工:护士、患者、同事、观察员等。

5. 环境准备：实训室（病房）。

6. 用物准备：口腔护理相关用物。

【实施】

1. 每组 5~6 名学生，小组成员轮流扮演患者、护士、同事等角色。

2. 关心患者的需要，给予个性化护理和亲人般的照顾，满足患者的健康需求。

3. 尊重患者的生命尊严和整体需要，鼓励患者表达自己的担忧，并正确引导其面对疾病。

4. 进行良好沟通，建立良好的护患关系，鼓励患者战胜疾病，重燃患者对抗疾病的信心。

5. 观察员记录，分析观察到的现象并提出建议。

6. 每个扮演者分享扮演不同角色的情感体验和内心需求。

【实践反思】

1. 在扮演护士角色中你感受到了什么？还有哪些方面可以做得更好？

2. 你认为作为护理人员，该如何帮助这位患者？

3. 你怎么理解"人文关怀是护理的终极追求"？

【作业】

关怀和被关怀都是美好的，请介绍一个自己关怀他人、被他人关怀或其他关怀的故事。

第三节 叙 事 护 理

叙事即叙述自己的故事或经历，是人们叙述自己如何体验世界以及解释自己某一经历的活动。将叙事用在医学护理中就是倾听患者或医护人员叙述有关患病的境遇和痛苦体验，从叙述中倾听出患者"身、心、灵"等多层次的需求，并给予人文关怀和护理干预，从而改善患者的情感体验。

一、叙事护理的概念

随着对医学人文的重视和倡导，叙事医学得到了蓬勃发展，临床医务人员通过"吸收、解释、回应患者的故事和困境"，来为其提供充满尊重、共情和生机的医疗照护，在此背景下叙事护理孕育而生并渐成体系。

（一）叙事医学相关概念

1. 叙事医学（narrative medicine） 是指具备叙事能力的医生开展的、能够提供人道且有效诊疗服务的医疗模式，要求医务人员倾听患者的故事、与患者共情、理解患者所感，并以此协助诊疗的过程。叙事医学是由哥伦比亚大学临床医学教授丽塔·卡伦（Rita Charon）有感于文学的人文精神而提出的，她认为在以患者为中心的医患沟通中，患者能详尽地讲述出关键信息,这些信息更有助于医生真正解决患者的病痛。2000 年的时候,丽塔·卡伦教授在哥伦比亚大学设立了叙事医学专业,系统地教授医学院学生如何与患者交流,关注患者的渴望与需求,改善和增进医患关系。

2. 叙事疗法 起源于 20 世纪 80 年代,由澳大利亚临床心理学家迈克尔·怀特(Michael White)及新西兰的戴维·艾普斯顿(David Epston)创立,是心理咨询师通过倾听咨客的故事,运用适当的方法,使问题外化,帮助当事人找出遗漏的片段,从而引导咨客重构积极故事,以唤起当事人改变内在力量的过程。

3. 叙事研究 是教育学领域常用的研究方法,又称为"故事研究",属于质性研究方法的一种,是运用或者分析叙事资料的研究,这些叙事资料可以是访谈或生活故事等,也可以是笔记或信件等。

(二) 叙事护理

叙事的概念于 20 世纪末被引入护理领域,各国学者也从不同角度开始探讨"叙事护理"的概念。由"叙事医学"派生出的"叙事护理(narrative nursing)"本质上同样是一种实践活动,是具有叙事护理能力的护士开展的一种见证、理解、体验和回应患者痛苦境遇的护理实践模式。

当前我国学者给叙事护理的定义:叙事护理是护理人员通过对患者故事的倾听、吸收,帮助患者实现生活、疾病故事意义重构,并发现护理要点,继而对患者实施人文关怀及护理干预的护理实践活动。

二、叙事护理的意义

(一) 临床应用意义

叙事护理作为一种有效的切入患者心理的方法,在护理工作中有积极的干预治疗作用。从国内外学者的研究结果可知,叙事护理能促进患者控制血压、使癌症患者幸福感指数增高、提高健康教育效果、使患者产生较多的心理积极应对、缓解焦虑及抑郁情绪、帮助患者克服心理障碍、改善自我效能等。研究表明,叙事是人道主义护理实践的核心,患者通过叙述故事的形式传达情感及价值观,有助于增强其心理弹性,充分地表达自己的感情,诉说内心的痛苦和需求,建立积极的心理防御机制,提高医疗救治效果和促进疾病康复。

(二) 教学应用意义

1. 对护理课堂教学的意义 在 20 世纪 90 年代,美国护理教育家狄克曼(Diekelmann)率先将叙事教育(narrative pedagogy)引入护理教育领域。她认为叙事教学是教师通过搜集故事素材,引导学生分析、解构故事内涵,通过对话及沟通交流的形式,培养学生的同情心、关怀能力及评判性思考能力,实现教育目的和研究目的的一种教学方法。叙事教学作为补充传统教学法和能力驱动教学法的一种手段,已成为护理教育未来的发展方向之一,它通过解释故事的共同意义来使人关注医疗保健经验,使学生能够探究所涉及的不同观点,有助于在学习过程中构建新的知识体系。

2. 对护理实践教学的意义　在护理实践教学中,引导学生在精细阅读病历的基础上,与患者进行谈话,认真倾听患者叙述,然后撰写平行病历或叙事故事,提升学生的学习兴趣、沟通技巧、倾听技巧、共情能力、人文关怀能力等。叙事护理可在提升学生人文素养、护士职业认同感及患者满意度等方面起到积极的作用。

三、叙事护理的步骤

(一) 临床叙事护理步骤

1. 准备　收集患者资料,充分掌握患者的病情,预估可能出现的心理问题,并与患者建立良好的护患关系。

2. 制订计划　结合患者的病情和治疗情况,制订叙事护理计划,确定叙事护理时间,并与患者或家属预约见面时间。一般每周可以开展 2 次,每次 10～20 分钟。

3. 外化　引导患者叙事,让患者尽情诉说并给予陪伴、支持和尊重,帮助患者外化出心理问题。

4. 解构　引导患者回忆以往相似经历,最终是如何克服之前的困难的,找寻能够帮助解决问题的体验,同时做好记录。

5. 改写　根据对患者的叙事记录,绘制行动蓝图和意义蓝图,用积极事件建立的支线来改写当前的消极主线,帮助患者重整自我,为新生活事件腾出心理空间。

6. 见证　在患者愿意的情况下可请家属或其他倾听者旁观整个过程,然后围绕患者叙述内容进行叙事,给患者信心和鼓励。

7. 干预　给予患者正面回馈,即护士从患者故事中找寻出有意义之处开始十肯定,引导患者树立正确积极的疾病观、生活观;总结患者现存的问题并分析原因,制订针对性的护理方案进行干预,帮助患者改变不利于健康的认知和行为;使用传统的治疗文件包括奖状、证书、信件或现在的微信、短信、电子邮件等方式给予干预。

(二) 叙事护理教学步骤

1. 收集素材

(1) 查阅国内外历届"南丁格尔奖章"获得者的优秀事迹,收集并整理素材。

(2) 通过参与式观察收集素材:以所见习的病房(普外科、产科、儿科、神经内科等)的在职护士、实习护生、医生、患者及照护者为观察对象,观察内容包括临床护士、实习护生照护患者(从入院到出院)的整个过程,在照护过程中发生于护患间的事件,具体体现或缺失人文关怀的行为、动作、语言、表情,患者和照护者的反应(神态、表情、行为)等。通过与护士和护生交流,挖掘行为背后的动机,了解照护患者的感受及对人文关怀的认知。通过与患者及照护者交谈,深入了解患者的患病经历和痛苦体验等。捕捉观察对象交谈过程中的神态、表情。采用现场记录并辅以录音笔录音,在观察间歇及时、客观地记录观察内容。

2. 素材的叙事化处理

(1) 设计叙事线条。

（2）设计叙事要素。

（3）撰写故事。

3. 叙事教学

（1）设计情境：教师以问题引入的方式，自然引出素材主题。根据叙事教学的需要，灵活运用素材及呈现方式，向学生讲述发生在真实情景中的关怀故事，使学生能够进入存在的、诗性的、超越话语的意义层面。

（2）启发讨论：呈现故事后，通过设置问题，引导学生对故事进行解读，挖掘人物真实的情感，分析人物行为的动机，捕捉内隐的细节，探讨可行的解决方法等。问题的设置需聚焦于学生容易忽视的细节处、欠缺思考处、存在分歧处、故事内涵的深入处、情感的迸发处等。教师还可通过设置问题情境，延伸故事中人物的观点、情节，让学生发表各自的理解等。

（3）反思感悟：在对故事进行分析、解读的基础上，教师引导学生结合自己的经历进行反思，交流、分享故事带给他们的感悟，由教师进行点拨，使学生逐渐形成自己的关怀价值观，修正自己的关怀行为。

（4）拓展实践：在反思的基础上，教师可引入与素材主题相关的临床真实案例，为学生创造实践关怀的场景，如采用教育戏剧的教学方法，由教师布置戏剧创作背景，学生分组进行即兴表演，为学生在现实临床护理工作中实践关怀提供实践指南。此外，教师还可充分利用临床护理实践的机会，引导学生综合运用人文关怀知识和能力，将在叙事中获得的关怀感知和启发推演并应用于真实的护理实践活动中，坚定实践关怀的信念，积极践行人文关怀。

实践活动 2-3

案例

小颖，女，17岁，高二学生，因"突发肌无力，双下肢无法正常行走"收治入院。入院后小颖进行了全身各方面的检查，所有生理指标正常。医生初步诊断是心理因素造成的，可能是小颖学习正处于紧张的状态，心理压力过大所导致。小颖的父母是当地公务员，本科学历，现双双请假前来陪女儿治病，非常焦虑。早晨医生查房的时候，他们都会认真听医生讲的每一句话，并提出自己的疑问，和医生一起分析孩子的病情，但在女儿面前却表现得很正常。病房里的老师和同学把这一切都看在眼里，疼在心里。

思考：

如何运用叙事护理的方法帮助患者及其家属？

【评估】

1. 患者的健康状况。

2. 患者的心理状态。

3. 患者的支持系统情况。

4. 患者家属的心理状态和需要。

【计划】

1. 查阅病历,熟悉患者病情,提出叙事护理目标。

2. 与患者和家属约定叙事护理的时间。

3. 环境准备:患者病房或休息室,要求环境安静,能保护隐私。

4. 用物准备:记录本、笔、录音笔(征得患者同意的情况下使用)。

【实施】

1. 外化　引导患者叙事,帮助患者外化出心理问题。

2. 解构　引导患者回忆以往成功的经历和同学的友情、父母的关爱等,找寻能够帮助解决问题的体验。

3. 改写　用积极事件的经历改写当前的消极心理,帮助患者重整自我。

4. 见证　在患者愿意的情况下可请其父母旁观,围绕患者叙述内容进行分析和肯定,给患者信心和鼓励。

5. 干预　给予患者正向回馈,即护士从患者故事中找寻出有意义之处并给予肯定,引导患者树立正确、积极的疾病观和生活观;总结患者现存的问题并分析原因,制订针对性的护理方案进行干预,帮助患者改变不利于健康的认知和行为;使用传统的治疗文件,包括奖状、证书、信件或现在的微信、短信、电子邮件等方式给予干预。

6. 分享　书写成叙事护理故事,并在课堂上分享。

【实践反思】

1. 在书写叙事故事时你有什么感悟?

2. 你认为作为护理人员,该如何去帮助患者探索积极的体验,减少疾病带来的负面影响?

3. 叙事护理有什么作用?

【作业】

1. 利用临床见习机会,寻找叙事护理素材,并给予患者叙事护理,书写叙事护理故事。

2. 结合自己的情况,书写一篇叙事文章,叙述你对护理专业的认识过程。

（唐庆蓉　谢安安）

第三章

美 学 修 养

达标要求

1. 能了解医院美的本质和特征。
2. 能理解护理美的具体内容和基本形态。
3. 能学会评估不同类型患者的美学需求。
4. 能制订提高自身美学修养的计划。

第一节　感悟医院的美学应用

医学跟其他科学最大的不同是它直接把人的身心健康作为研究对象,关注的不只是人的身体健康,还包括人的心理健康。医院应当在美学的基础上引导人们对健康生活进行追求,使人们的健康与美结合,让人们的健康在躯体上、精神上和社会适应程度上有一个更加良好的状态。任何一家医院每天都会有很多的患者来寻求治疗,在医护人员了解病情、检查、诊断和治疗的过程中,医护人员和患者之间产生了治疗的关系;在整个过程中,患者与医院还产生了审美的关系。当患者需要在医院里治疗很长一段时间的时候,医院美学对患者会产生很大的心理影响。当患者的病情复杂或者症状严重时,其除了需要先进的医疗技术以外,还需要一个舒适的疗养环境。因此,医院美学对医院的医疗进步也有着一种特殊的促进作用。

一、医院美的体现

(一) 生理上的感知

医院作为一个治病、疗养的场所,其环境对患者在治疗过程中生理上的感知非常重要,要能满足人的感官方面的审美需求。比如,室内应有良好的光照条件、舒适的温度和干净的床铺,还应有电视、空调、冰箱等硬件设施;室外应有清新的空气和优美的草坪,以及供人们娱乐健身和休息的场所等。这些条件,不仅让患者在感知中得到良好的心理改善,也让患者充分体验到了应有的服务。

(二) 心理上的感觉

医院美能给患者在心理上带来安全和舒适,主要体现在以下几方面:

1. 医护工作者对工作的态度 医护工作者应仪表得体大方,言行温和亲切。医护人员除了要具备过硬的专业技术外,还要拥有良好的个人修养和综合素质,做到对患者关心和有耐心。

2. 良好的工作氛围 医院环境中良好的工作气氛也很关键,医护工作者之间要有和谐的同事关系基础,才能在工作中做到默契合作。具备良好的医德美对医护工作者来说也是基本的职业职责和情操。

3. 社会上的尊重 患者在医院中疗养康复的过程,是一个短暂的离开社会工作岗位不能发挥正常社会价值的过程。患者在医院中寻求医疗救助,是为了使身体尽快得到康复。因此,在医院这样一个特殊的环境中,医护工作者和患者之间应该建立一种和谐的关系。医护工作者要尊重患者的人格以及聆听患者提出的合理要求和见解,对每一位患者做到该有的关心和照顾,不应该有层次和档次之分,营造一个良好的社会氛围。

因此,从以上分析可知美学与医院功能的实施有着密切的关系。在医院功能实施的范围,这些因素都在其中发挥着重要作用。

二、护理美的体现

护理美学(aesthetics of nursing)是研究护理领域中美的现象和审美规律的一门新兴的学科。它以美学基本原理为指导,借鉴人文科学、社会科学等诸多学科的理论、方法和研究成果,从人、环境、健康、护理的角度出发,探究护理美的现象,探索护理审美的发生、发展及其一般规律。根据这一概念,可以认为护理美学是护理领域中的人文科学,在这门学科中不仅凝聚着护理的社会文化、历史和人生的哲理,同时还闪烁着护理事业为人类健康奉献的智慧及护理美学所预期塑造的护理专业形象。护理工作是科学、技术与爱心的结合。护理的美体现在护士的心灵与外在,更体现在日常护理工作之中。

护理工作的对象是人,而每个人都有不同的个性,患者因年龄、性别、病种等多种因素的影响,有不同的生理、心理反应和不同的护理审美需求。针对护理工作的特殊性,护理美学就是要发掘护理工作中的艺术美,通过实践-理论-再实践,把美的感受、美的形象上升到理论,并指导满足患者护理审美需求方案的具体实施。护理人员在对不同类型患者的护理中,除要满足他们生理、心理需要外,还应满足各类患者不同的临床护理审美需求。

(一) 老年患者的护理审美需求

老年患者的机体功能自然衰退,听力、记忆力、思维能力、动作敏捷度都减弱,自理能力下降,而且因离开工作岗位或与子女分开居住而产生失落感、孤独感。其追求健康长寿、追求高质量生活的欲望更加强烈。我国随着社会生活水平的不断提高,已经进入老龄化社会,高龄老人逐年增多,这就对社会医疗提出了新的挑战。因此,护理人员在临床护

理工作中,根据老年患者的审美需求应做到:

1. 尊重老人,加强沟通,建立良好的护患关系　护士应尊敬老人,多与他们交流沟通,尤其要耐心倾听,不嫌啰嗦,显示出护士的宽容、理解。因老人多听力下降,语言交流中护士应适当提高声音、放慢语速,百问不烦,使交流能够顺利进行。

2. 加强疾病观察,做好生活护理　老年疾病具有临床症状不典型、康复慢、并发症多的特点,护士应以高度的责任心和丰富的临床护理经验,密切观察病情变化,真正做到早发现、早诊断、早治疗、早护理,并做好抢救准备工作。同时应保证患者安全,防跌倒、防呛噎、防坠床、防继发感染,加强皮肤护理,防压疮。

3. 帮助老人进行适度文体活动,延年益寿　卧床期应帮助、指导患者做床上肢体被动功能锻炼,恢复期根据情况帮助患者进行适度的文体活动,如散步、打太极拳、做呼吸操、听广播、看书、听音乐,调节生活情趣。

4. 支持临终老人,保持其舒适与尊严　当老人即将离开人世时,护士应从生理、心理、社会上给予支持,让他们感到护士是他们的依靠之一。护士应及时发现其所需,并满足其所需。如缓解患者的疼痛,使其保持精力、保证舒适;让患者保持平静的心态;尊重患者生命的尊严。

(二)儿童患者的护理审美需求

儿童具有天真、活泼、好动、可塑性强等特点,儿科病房布置应充满童趣,如墙壁色彩鲜艳、丰富,且应协调、美观,少用白色,走廊粘贴一些卡通画、儿童画等。满足儿童护理审美需求的措施应针对其特点有针对性地进行。

1. 满足儿童审美情趣需求　儿童一方面喜欢与年轻、活泼、美丽的护士接触;另一方面又喜欢有经验的年长护士为自己做治疗。因此,护士应培养自己天真、活泼的情趣并保持良好的仪表仪容,增加亲和力。

2. 减少患儿恐惧心理,培养患儿坚强意志　儿童既有恐惧疼痛的心理,又有强烈的自我表现欲望和希望得到他人赞扬的心理。护士亲切的语言、和蔼的态度、精湛的技术,可减轻患儿的疼痛感,同时应多用鼓励性语言、表扬性语言激励患儿。

3. 应用精湛的护理技术护理患儿　儿童年龄越小,语言表达力越差,而病情变化发展却快。护士应具备敏锐的观察力,从患儿哭声、表情、体态、饮食等方面观察患儿的异常表现。作为护理人员应具备娴熟的儿科专业护理技能,如给患儿进行静脉穿刺时能一针见血,应精心、细致、全面地为患儿提供身心护理,充分展示护理工作的艺术美。

(三)女性患者的护理审美需求

爱美之心人皆有之,尤其是女性。现代人见面与女性打招呼,直呼其美女,不只是赞美女性外在的美丽,还有内涵美。有的文学作品,把女性比喻成花,即女性需要护士用心去呵护。针对女性的特点,产科病房应具备温馨、舒适、充满母爱的气氛。病房色调淡雅,医护人员着粉红色工作服,可调整孕妇情绪,促进正常分娩。允许亲友陪产,备音响、影像设备,可缓解产妇紧张情绪,真正体现护士美丽的"天使"般的形象。

1. 保护女性形体美、功能美　形体美是女性美的重要特征,功能美则是维持形体美的保证。妇产科疾病易引起女性形体、容貌、功能不同程度的损害,使之失去女性风度之美,如产后大出血患者面色苍白、面容憔悴;乳腺癌切除术后,患者身心遭受到巨大创伤。护士应该尊重、同情患者,体现护士是关爱健康的"白衣天使"。

2. 尊重理解患者,维护女性尊严　女性具有羞怯感,不愿在检查、护理中过多暴露隐私部位;对疼痛敏感,耐受力差,情绪易激动、不稳定,情感起伏大。护士在护理中应充分理解患者、尊重患者,治疗时用屏风遮挡患者,尽量减少隐私部位的暴露,让患者从内心感觉到安全、被在乎,虽然患病,但依然是美丽、善良、温柔的女性,从而缩短护患间的距离。

(四) 危重患者护理时的护理美内容

对危重患者护理是基础护理工作中一项重要而又严肃的工作,它体现护理职业道德美、技艺美、人体美和人性美。

1. 尊重患者,理解患者　护士应把握危重患者的生理、心理特点,对患者某些生理失常、情绪控制失常正确理解,以真挚、慈爱、亲切的态度和语言对待他们,满足他们的合理要求,使他们始终得到精神上的安慰,同时尊重患者的权利,如病情治疗的知情权等。

2. 具有良好的职业道德　部分危重患者丧失意识,处于昏迷状态,护士应本着"慎独"精神以及对患者生命负责任的态度,严格执行各项治疗和护理措施。

3. 提供安宁舒适的环境　危重患者应优先安置于单人房间,病室环境整洁、安静、空气新鲜、光线柔和,如摆放患者喜爱的植物、亲人照片,营造家庭温馨气氛;播放患者喜爱的音乐,缓解焦虑、恐惧、绝望的情绪。

4. 做好生活护理　危重患者自我照顾能力降低或消失,如出现大小便失禁、排汗增多、睡眠障碍、呼气异味等表现,护士应加强皮肤护理,保持患者皮肤清洁无压疮,做好口腔护理,使患者口腔清洁无并发症;加强睡眠护理,改善患者睡眠状态,消除疲倦;坚持仪表护理,维持患者人体美。

自古以来,有"医艺同源"一说,平凡的护理工作中蕴含着艺术美和技巧美,蕴含着对生命的呵护,对老者的扶助,对病者的照顾。无论是操作技术还是观察技巧,无论是沟通交流还是基本生活护理,都展现着护理的美。随着社会的不断发展,按照美的规律把握世界已成为当代科学、经济发展的需求。护理学与美学相结合,是近代护理学不断发展的标志之一。以美学原理指导护理实践,对提高整体护理水平有着极其重要的意义。在临床护理工作中,护士应当用美的环境、美的语言、美的心灵、美的行为、美的技巧,来满足患者对美的需求,使患者从护士的美好形象、精湛技术、温馨关怀中感受到被接纳、被关怀,激发患者对美好生活的向往与热爱,在最佳的身心状态下接受治疗和护理,从而有效促进康复。

📚 **实践活动 3-1**

案例

踏进医院的大门,看不到以往在医院里遇到的嘈杂的场面,而是感觉环境舒适宜人,空气清洁香氛,耳边还飘荡着舒缓悠扬的音乐……

再看星级装潢的硬件和礼宾般服务的导医人员,如果不是亲临其境,你很难相信一家医院会有这样优美的环境。无论在就诊、检查、病房或其他公众区域,整个就医流程引入导医礼宾,优雅温馨的就医环境、智能化的病房设施、细致入微的患者护理。医院的每一处细节,让患者感受到了"宾至如归"。

主体建筑入口大厅被设计成充满艺术感的立体化的空间,通过落地玻璃可直接观赏到中心庭院景色,在保证采光的同时,也增强了与外部环境的融合,从而减轻患者就医压力,改善室内就医环境。

医院在各楼层均为患者和医护人员营造了各类休闲空间,如鲜花礼品店、餐厅、服务中心及家属休息室等。

儿科病房里,我们看到天蓝色的墙面、卡通的造型、精心打造的儿童游玩区,为小朋友营造了一个充满童趣的环境。

产科病房里,粉色的墙面,以"花"为主题,营造了一个童话般的氛围,很好地烘托了产妇的特殊心情,房间内设施齐全,处处考虑细节,体现了医院周到贴心的服务。

医院以"至善人文关怀,创造至美医疗环境"为理念而设计,是在医疗建筑领域完成的诚意之作和典范。

思考:

1. 医院美的内涵丰富而宽泛,哪些因素会影响患者对医院美的感知?

2. 在面对不同类型的患者时,我们应该如何评估其审美需求,为患者营造安全、舒适的环境?

【评估】

1. 患者及家属对美学方面的需求。

2. 护士在评估患者美学需求时所运用到的美学知识。

3. 护士对医院设计、医院布局等方面的美学应用。

4. 医务人员的执业行为和风范。

【计划】

1. 提出运用人文方法满足患者及家属审美需求的目标。

2. 制订能够满足患者审美需求的措施及分析预期效果。

3. 提供教学医院门诊和病区及医院外部环境参观的条件。

【实施】

1. 医院带教老师从美学角度介绍医院布局及设计理念等。

2. 将学生分为 5 人一组,分别参观医院的门诊、急诊和各病区。

3. 鼓励学生从审美角度探讨参观的医院设计、人文环境是否能够满足患者的审美需求,每组可选派一人汇报参观后的发现和心得体会,提问并启发,帮助学生发现更多的信息。

4. 课后学生书写参观报告,可从医院环境布局、设计理念、人文环境构建等方面提出建设性意见。

【实践反思】

1. 思考美学在医院中的应用主要体现在哪些方面?

2. 你从实践中感悟到医疗和护理工作中的美学包含哪些内容?

3. 怎样提高护士个人的审美修养?

【作业】

门诊输液室通常是一个繁忙、嘈杂的区域,给患者带来不好的就医体验。请你思考如何将门诊输液室设计成为既能满足患者医疗救助需求又能使患者感到安全舒适的医疗场所,可以从物理环境及人文环境两方面进行考虑。

第二节 提升审美修养训练

艺术是美的最集中体现,是人类美感最典型的表现形态,任何成功的艺术作品无不传达着艺术家的思想,倾注着艺术家的情感。艺术美源于生活,又高于生活,它能通过影响人的精神世界,帮助人们树立正确的审美观,提高审美素养,培养健康的审美情趣,鼓励人们为实现美的理想而奋斗。

艺术的基本风格类型纷繁复杂,可以较为简单概括为以下 6 对 12 种:

1. **主观表现风格与客观再现风格** 这两种风格与艺术家感受生活和表达生活的方式不同有关。如巴尔扎克的《人间喜剧》是一部反映法国"社会",尤其是巴黎"上流社会"生活的卓越的现实主义著作,而法国的另一位文豪雨果的《巴黎圣母院》是一部经典的浪漫派小说。

2. **阴柔优美风格与阳刚崇高风格** 阴柔优美风格的作品给人温柔细腻、情感深沉丰富的感觉,其一般通过婉约、秀丽的艺术形式创造艺术意象,表达思想感情,如李清照的《声声慢·寻寻觅觅》和中国古典音乐《春江花月夜》《梁祝》等。阳刚崇高风格善于运用雄健壮美的形式表达内容,如辛弃疾的《破阵子·为陈同甫赋壮词以寄之》、李白的《将进酒》、贝多芬的《英雄交响曲》、冼星海的《黄河大合唱》等。

3. **含蓄朦胧风格与明晰晓畅风格** 含蓄朦胧风格的作品具有言外之意、韵外之致、味外之旨的意味,如唐代诗人李商隐的《无题》、现代诗人北岛的《回答》。明晰晓畅风格的作品表达直接透明,形象展示栩栩如生,作者往往直抒胸臆,飞流直下,一泻千里,痛快淋漓,如郭沫若的《凤凰涅槃》。

4. **舒展沉静风格与奔放流动风格** 舒展沉静风格的艺术作品会让我们进入一个沉静、和谐的相对平静的情境之中,如达·芬奇的《蒙娜丽莎》、阿历山德罗斯的《断臂的维纳斯》、戴望舒的《雨巷》。奔放流动风格的艺术作品则会把我们带入一个激情难抑、兴奋迷狂、热情奔放的情境之中,如中国古代的青铜雕塑《马踏飞燕》、李白的《蜀道难》、张旭的狂草。

5. 简约自然风格与繁富创意风格　简约自然风格表达感情率真自然,情感从天性真情中自然流出,如李白的《望庐山瀑布》、齐白石的《虾》。凡富创意风格的作品大多经过艺术家的精心雕琢,如欧洲的教堂建设艺术,无论是哥特式、巴洛克式还是罗马式的建筑风格都极其繁华复杂。

6. 规范严谨风格与自由开放风格　杜甫的诗属于规范严谨风格,他对于律诗的掌握达到炉火纯青的境界,而李白的诗属于自由开放风格,从诗的形式到意境都十分自由奔放。

实践活动 3-2

案例

　　艺术鉴赏又称艺术欣赏,指人们在接触艺术作品过程中产生的审美评价和审美享受活动,也是人们通过艺术形象(意境)去认识客观世界的一种思维活动。在艺术鉴赏过程中,感觉、知觉、思维、情感等心理因素都异常活跃。艺术作品综合了音乐、美术、戏剧、舞蹈、书法、戏曲等艺术形式和表现手段,对人们的生活、情感、文化素养和科学认识等产生直接或间接的影响。艺术鉴赏可以培养学生的整合创新、开拓贯通和跨域转换等多种能力,促进人的全面发展。

　　艺术的基本类型可以分为四大类:

　　第一类:造型艺术——如书法、绘画、雕塑、建筑、工艺等。

　　第二类:演出艺术——如舞蹈、音乐、戏剧、曲艺、杂技等。

　　第三类:语言艺术——如诗歌、小说、散文等。

　　第四类:影像艺术——如摄影、电影、电视剧等。

思考:

　　1. 艺术的表现形式各异,各自有哪些特点?

　　2. 如何提高自身的审美素养和审美情趣?

【评估】

　　1. 个人对艺术表现形式的了解。

　　2. 个人对艺术中蕴含的美学内涵的理解。

【计划】

　　1. 深刻理解艺术,提出理解艺术作品传达的情感的目标。

　　2. 通过查阅相关资料了解艺术作品的创造背景、表达意境、传达思想等。

　　3. 通过学习,提高幻灯片制作、语言表达能力。

　　4. 环境准备:创造适宜环境,根据情景需要准备相应的空间和设备。

【实施】

1. 以小组为单位，用不同的形式分享各类艺术作品。

2. 小组成员分享在收集艺术作品各种素材过程中的所感所悟。

3. 共同讨论所分享的艺术作品的内涵，并阐述欣赏后的感悟及收获。

【实践反思】

1. 阐述美的艺术作品对我们日常生活的影响有哪些？

2. 你觉得如何才能提高个人对艺术品的欣赏能力？

3. 你认为医务人员应该如何将艺术之美应用到医疗护理工作中？

【作业】

如何理解"护理既是一门科学，又是一门艺术"？用具体事例分析解释。

（曹文婷）

礼 仪 修 养

第一节　护士仪态训练

仪态又可称为神态,主要指面部表情,由人的眼神和笑容等构成。仪态作为一种无声的语言传递着丰富的信息,成为护理活动中重要的沟通方式之一。美国心理学家艾伯特·梅拉比安(Albert Mehrabian)曾提出过,人类信息全部表达＝7％的语言信息＋38％的有声信息＋55％的面部表情信息。护士的仪态应该是平静、优雅、恬淡、温和、亲切、和悦的,眼中含笑,给人以安全感和战胜疾病的信心。

一、护士仪态的基本要求

(一) 眼神

1. **眼神** 即眼睛的神态。眼睛是人类心灵的窗户。透过人们的目光,可以看到内心世界所传达出的丰富情感。很多时候,用眼神所传递出的情感甚至远远超越了言语。一个清澈、洁净的眼神可以让人们感受到生命的阳光与美好,而鼓励和肯定的眼神则可以给患者坚定的信念和力量。反之,游离、涣散、暗淡的眼神则给人以悲苦、愁怨、烦闷的不愉悦感。作为面部最重要的情感表达方式,护理人员应学会合理地运用眼神交流,使之成为与患者进行情感交流的有效方式。

2. 眼神交流的运用

（1）注视的角度：由于工作场景的不同，护理人员在工作中使用不同的注视角度。通常可分为以下三种：平视、仰视和俯视。

平视，即交往双方视线呈水平状态的注视。平视是一般场合下最常见的视线交流角度，可体现人与人之间身份、地位的平等。当患者迎面走来时，若此时护士恰好处于入座状态，应及时起立，迎面正视、迎接患者的目光，目光平视表示对患者的尊重。

仰视，即在交往中居于低处，抬眼向上注视他人，有敬畏之意。反之，如身居高处、低眉向下注视他人，则称为俯视。俯视既可以表达出对交往对方的宽容、关爱，在某些时刻，却又可以传达出傲慢和对对方的轻视。因此，应根据具体场合合理运用。例如，在进行日常护理操作时，对于长期卧床的病重患者，护理人员的俯视往往表达出爱护、宽容之意，但倘若是与比自身身高略低的患者进行语言交谈，则应稍稍弯腰、目光平视，以表达出对患者的礼貌。

另外，护理人员在进行交流时，应面对患者，多采用正视，并保持眼中含笑。避免斜眼、歪头、眼神游离等有失礼貌的仪态出现。

（2）注视的部位：即在人际交往中的目光所及之处。护理人员在进行交流时，最好将目光落在对方眼以下、领部以上的区域，不要聚焦于对方脸上的某个部位。由于工作的具体需要，护理工作者有可能需要对患者全身或者身体某个局部进行注视。只有当进行局部注射、导尿、身体检查等具体的专业护理操作时，才允许护理人员对患者身体局部多加注视。

（3）注视的时间：在人际交往中，注视对方时间的长短十分重要。在交谈中，倾听者的注视时间应多于倾诉者，以示对对方所谈论的话题感兴趣。①若对对方表示友好，注视时间应占双方全部相处时间的 1/3 左右；②若对对方表示关注，或者是表示有兴趣时，注视时间应占双方全部相处时间的 2/3 左右；③若注视对方的时间不到全部相处时间的 1/3，意味着对对方及其所谈论的话题的轻视、不感兴趣；④若注视对方的时间占双方全部相处时间的 2/3 以上，则表示出对对方的强烈敌意或者浓厚兴趣。

（4）注视的方式：在与患者进行日常交流时，护理人员常见的注视方式有直视、凝视、环视等。

直视，即迎接对方的目光，以表示对对方的认真与尊重，在特殊场合可传递出自信、不卑不亢。在与单个患者进行交流时，采取直视的方式可展现出大方、真诚，以及对对方的关注。

凝视，即全神贯注地注视对方以表示对对方的专注、恭敬。长时间的凝视会造成目光游离、涣散、凝重。护理人员在工作过程中，应避免长时间注视患者，防止引起患者焦虑、担心病情恶化等不良情绪变化。

环视，即有节奏地注视身边不同方向、不同角度的人员或事物以表示对全局场面的重视，适用于同时与多人打交道时。例如，护理人员在与多位患者交流健康知识时，就应采用环视的办法以表示自己的"一视同仁"，尤其应环视到位于角落或者偏远位置的患者，不宜让患者形成备受冷落的失落感。

(5) 注视的变化:在人际交往中,注视的变化常表达出情感的变化。从注视的眼神变化可以阅读出人们不同的思想情感、情绪变化,传递出不同的交流信息。护理人员在日常生活中一方面要加强自身眼神的练习,另一方面更要学会阅读他人的目光,在目光中探寻患者的内心世界,适时调整与患者的交往方式,拉近与患者交流的距离。

(二) 笑容

1. 笑容 指人们笑时面部所呈现的神情状态,是最常见、最基本的面部表情。健康的笑容体现了人们积极乐观的心态,是心情愉悦的表现。在婴儿时期,笑容的变化时常被用作判断宝宝健康状态的指征。健康的笑容根据嘴角弧度的不同,一般分为微笑、浅笑、含笑、大笑等。在工作岗位上,护理人员应面带微笑,表示对患者充满爱心、关切。微笑是护士最基本的面部表情,更是优质护理、全心全意为患者服务不可或缺的重要组成部分。

2. 微笑的作用

(1) 表达真诚友善:护理人员真诚的微笑容易使患者感受到善良友好,尤其是在与新患者交往时,可以帮助患者自然放松,在谈笑间不知不觉地缩短心理距离,取得患者的信任。

(2) 调节患者情绪:面带平和欢愉的微笑,可以让患者感受到充实满足、乐观向上的人生态度。在患者饱受病痛折磨的时候,情绪低落、烦闷、焦躁时,护理人员温暖的微笑往往能产生巨大的力量,给患者送去战胜病魔的勇气。

(3) 传达心理暗示:在与患者进行沟通和交流时,护士微笑的表情可以给予患者积极的心理暗示,久而久之便可产生不可忽视的心理效应,使患者感受到积极的价值观,获得精神上的愉悦;并有助于患者保持积极的心态,主动配合各项治疗的展开。

二、护士仪态训练

实践活动 4-1

案例

护士小刘端着注射盘走进4床患者房间,说:"王大嫂,请抽血!"

患者拒绝:"不抽,我太瘦了,没有血,不抽了!"

小刘严肃地说:"你怎么能不抽血,抽血是要检查你的骨髓造血功能,医生开了就必须抽!"

患者说:"不抽,就是不要你抽!"

小刘护士一脸茫然走回了治疗室,跟同事小李说:"怎么有这种病人,居然说就是不要我给她抽血!"小李接过她手上的注射盘来到了4床患者房间,微笑且亲切地说:"王大嫂,今天有什么不开心吗?怎么不愿意抽血呢?"

患者说:"整天拉长着脸,好像谁招惹她了一样,就是不要她抽!"

小李轻握着患者的手,笑着说:"那我给您抽血,可以吗?您不会拒绝我的吧?"

患者被小李逗笑了,说:"好吧! 你对我这么友善,我怎么会拒绝呢!"

......

思考:

1. 患者为什么要拒绝护士小刘? 患者为什么又能接受护士小李?
2. 护士工作时应该保持什么样的表情?

【评估】

1. 患者的生理和心理状态。
2. 案例中两位护士的工作态度和表情。
3. 案例中两位护士与患者沟通的情况。

【计划】

1. 准备环境,在教室或实训室进行。
2. 准备护士服、护士鞋、护士帽。
3. 学生6~8人为一组,以小组为单位,自行设计工作场景练习表情。
4. 准备镜子。

【实施】

1. 教师演示:由教师逐一演示良好的护士表情,详细讲解动作要领和注意事项(表4-1)。
2. 分组练习:学生6~8人为一组,组员之间相互面对面练习或对镜练习良好的仪态表情(图4-1和图4-2)。

表4-1 护士眼神与微笑动作要领

项目	内容	方　法
眼神	定眼	● 定眼:就是眼睛盯着一个目标,分正定法和斜定法两种 ● 正定法:在前方2~3米远的明亮处,选一个点。点的高度与眼睛或眉基本相平,最好找一个不太显眼的标记。进行定眼训练,眼睛要自然睁大,但眼轮匝肌不宜收得太紧。双眼正视前方目标上的标记,目光要集中,不然就会散神。注视一定时间后可以双眼微闭休息,再猛然睁开眼,立刻盯住目标,进行反复练习 ● 斜定法:要求与正定法相同。只是所视目标与视者的眼睛成25°斜角,训练要领同正定法
	转眼	● 转眼,是眼珠在眼眶里上、下、左、右来回转动,包括定向转、慢转、快转、左转、右转等 ● 左转:眼球由正前方开始,由上向左按顺序快速转一圈后,眼球立即定在正前方 ● 右转:同左转,方向相反 ● 慢转:眼球按同一方向顺序慢转,在每个位置、角度上都不要停留,要连续转

续 表

项目	内容	方　　法
微笑	对镜训练	• 快转:方向与慢转一样,不同的是速度加快 • "一"字微笑练习法:在练习时,为使双颊肌肉向上抬,口里可念着普通话的"一"字音 • 咬筷子练习法:用上下两颗门牙轻轻地咬住木筷子,两嘴角最大限度地上扬,保持这种状态10秒钟后,轻轻拔出木筷子,维持原状态 • 练习眼中含笑:取厚纸一张,遮住眼睛下边部位,对着镜子,心里想着那些最让人高兴的事情使肌肉收缩鼓起双颊,嘴角两端做微笑的口型。这时双眼就会十分自然地呈现出微笑了。然后再放松面孔,眼睛恢复原样,但目光仍旧脉脉含笑,这时就是眼中含笑
	相互面对面训练	• 两人一组,面对面,相视微笑而"定格",并彼此评价,指出不足,再继续练习

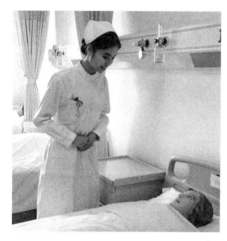

图4-1　护士与患者沟通时的仪态

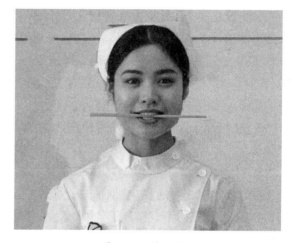

图4-2　练习微笑

【评价】

以小组为单位进行学习效果展示,由师生共同评价。

【实践反思】

1. 自己什么样的表情最有亲和力?
2. 怎样才能表现出亲切自然的微笑?
3. 护士应该怎样为营造和谐医疗环境而努力?

【作业】

练习微笑表情。

第二节　护士着装训练

得体的着装能体现仪表美,增加人际交往魅力,给人留下良好的印象,使人愿意与其深入交往。护理人员规范的着装能给患者留下良好的第一印象,为以后的治疗、护理打下良好的基础。因此,护士上班应着统一的护士服,并佩戴胸卡,注意护士着装礼仪。

一、护士着装基本要求

护士着装应遵循"整洁、得体、适度"的原则。护士服装应注重清洁、长短适宜、松紧适体、方便工作;护士帽、鞋、袜都应干净、舒适、规范。规范的着装能给患者带来信任、安慰、温暖和对生命的希望的感受。

(一) 衣裙

护士服是护士工作时的专业服装,是区别于其他医疗服务人员的重要标志,也是护士职业群体的外在表现形式,它代表着护士的形象,是"白衣天使"的象征。护士服的款式有连衣裙式,也有裤式等多种款式,色彩以白色居多,部分医院儿科、妇产科的护士服选择淡粉色,急诊、手术室的护士服为绿色或蓝色等,使得不同的色彩对患者的心理产生不同的影响效果。穿着护士服的要求包括:

1. 整齐清洁　护士服应经常换洗,保持平整,忌脏、皱、破、乱等。护士服的清洁和整齐体现护士严谨的工作作风和严肃的工作态度,显示出护士职业的特殊品质。

2. 简约端庄　护士服的样式应以简洁、美观、穿着得体和操作活动自如为原则。穿着护士服,应长短、型号适宜,腰带平整、松紧适度,衣扣扣齐。同时注意与其他服饰的搭配与协调,如护士服内不宜穿过于臃肿、宽大的衣服(如大衣、羽绒服和棉衣等),内衣的颜色宜浅,领边与袖边不宜外露于护士服外。护士服有冬、夏之分,当季节更迭时应及时更换,不宜冬装夏用或夏装冬用。

3. 佩戴工作牌　护士身着护士服时应同时佩戴标注其姓名、职称、职务的工作牌,一方面便于患者辨认、询问和监督,另一方面可促使护士更积极、主动地为患者服务,认真约束自身的言行。每一位护士都应自觉地把工作牌端正佩戴在左胸上方,避免反面佩戴。当工作牌损坏或模糊不清时应及时更换。

(二) 护士帽

护士帽有两种,即燕尾帽和圆帽。在我国,普遍认为护士帽是护士职业的象征,是一种荣誉,更是一份使命与责任。因此,要求护士上岗时必须佩戴。戴燕尾帽时,要注意燕尾帽清洁、平整无折痕,戴正戴稳,高低适中,前缘距前额发际 3～5 cm,用同色发卡固定于帽后。头发最好为短发,并做到前不遮眉,侧不掩耳,后不及领;如为长发,要梳理整齐,盘于脑后或用发网挽起,不可披肩散发。戴圆帽时,要求前达眉睫,后遮发际,将头发全部包起,不戴头饰,缝线封口要放在后面,保持边缘平整。

(三) 鞋袜

要根据不同的季节选择不同的袜子。夏季,女护士穿着裙式工作装时要选择肉色连裤长袜,穿着长裤套装时可选择肉色短袜。冬季,在北方可选择肉色或浅色的棉袜,忌选用反差大的黑色或深颜色的袜子。不论男、女护士,都不可光脚穿鞋和穿凉鞋。

(四) 口罩

口罩的佩戴要求是根据护士脸型大小及工作场景选择合适的口罩。戴口罩时,首先应戴端正,遮住口鼻,注意不可露出鼻孔,系带系于两耳后,松紧适中。纱布制口罩应及时换洗消毒,保持口罩的清洁美观。一次性口罩使用时应注意正反面,使用后及时处理,不可反复使用。护士不应戴有污渍或已被污染的口罩,不宜将口罩挂于胸前或装入不洁的口袋中。

(五) 饰品

饰品是一种点缀。作为护士,工作时要求不佩戴各种张扬的饰物。一方面,佩戴饰物不便于实施护理操作,也不容易保持其清洁;另一方面,佩戴太多的饰物,会使护士在患者心中庄重、纯洁、大方、自然的"天使"形象大打折扣。

1. 护士表　是护士在工作中不可缺少的饰物。护士在工作场合一般可佩戴胸表,胸表最好佩戴在左胸前,表上配有短链,用胸针别好。护士胸表的表盘是倒置的,低头或用手托起表体即可查看、计时。这样既卫生又便于工作,亦可对护士服起到装饰作用,更能体现护士特有的形象。因不方便消毒,一般不建议护士戴腕表。

2. 发饰　是用于固定护士帽的饰物。一般情况下,护士的燕尾帽需要用发卡来固定。发卡的选择应与帽子同色,左右对称别在燕尾帽的后面,一般不外露。

3. 耳饰　护士在工作时不应戴耳环、耳坠等。耳钉因较耳环更为小巧含蓄,部分医院允许女护士佩戴耳钉。

4. 项链及挂件　护士在工作场合一般不宜佩戴挂件和项链;即使佩戴,也只能将其戴在工作服内,而不宜显露在外。

二、护士着装训练

实践活动 4-2

案例

小敏是一所职业院校护理专业刚入校的新生,今天拿到了学校为他们量身定做的护士服。她非常兴奋,穿着新衣服兴致勃勃地进了教室。小敏留着披肩长发,头上盖着歪歪扭扭的燕尾帽,贴着假睫毛,化着浓妆,穿着黑丝袜和一双高跟鞋,护士服内红色的高领毛衣露出衣领,脖子上的一颗纽扣脱落,腰带错位……老师看到后叫她回宿舍换衣服,然后再把制服带来教室,在老师的指导下穿着护士服。

思考:

1. 护士的头发和面部该如何修饰?

2. 护士应该怎么穿着护士装?

【评估】

1. 护士的妆容。

2. 护士的着装。

【计划】

1. 环境准备　礼仪实训室或护理示教室。

2. 学生准备　仪表端庄、大方、整洁。

3. 用物准备　发网或发卡、护士服(裙装或裤装)、护士鞋、肉色丝袜、护士燕尾帽、圆帽、口罩。

【实施】

如表4-2所示。

表4-2　护士着装训练步骤

步骤	内容	礼仪要点
教师演示	收拾整理头发 戴燕尾帽、圆帽	● 要求头发前不过眉、侧不掩耳、后不触领 ● 燕尾帽戴正、戴稳,距前发际3～5 cm;戴圆帽应将头发全部罩于帽内,缝线封口放枕后(图4-3和图4-4)
分组练习	护士服的穿着 护士鞋、袜穿着	● 护士服衣长过膝、袖长至腕,衣扣扣齐,不露内衣 ● 平跟或坡跟、白色或淡米色软底鞋;肉色长筒袜(裙装)或短袜(裤装),不露袜口(图4-5)
师生共同评价	口罩的戴、取、放 每组同学派1位代表进行着装展示,师生共同评价	● 口罩戴正、戴稳,罩住口和鼻(图4-6)

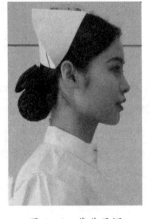
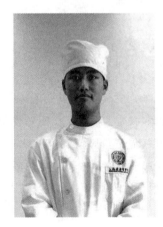

图4-3　戴燕尾帽　　　　　图4-4　戴圆帽

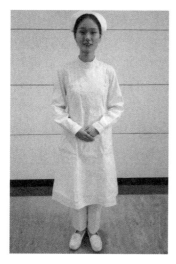
图 4-5 护士服饰

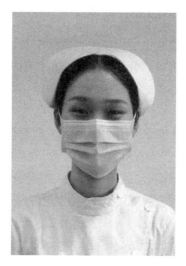
图 4-6 戴口罩

【评价】

实训评价以小组为单位,老师示范讲解后巡回指导并及时给予纠正;同学相互观察着装情况并给予评分。

【实践反思】

1. 如何修饰头发和面部才符合护理职业要求?

2. 护士着装有哪些要求?

【作业】

1. 课后对镜练习化淡妆和练习穿着护士服。

2. 案例分析。护士小王刚参加完一位患者的抢救工作,护士服上留有血迹和药液。这时,病房来了一位急性阑尾炎患者李某,她热情地接待了患者,非常耐心地与其交流沟通,但是李某却向医院提出要求更换护士,拒绝接受小王的护理。请思考:为何护士小王不被患者接受?

第三节 护士体态姿势训练

体态姿势是一个人精神面貌的外在体现,是人的体与形、静与动的结合,更是人的形象的具体展示,它犹如人们的一种"身体语言",是传递信息的一种符号,是表达感情的一种方式,也是显现雅俗的重要标尺。因职业的需要,护士应具有端正的立姿、优雅的行姿、稳重的坐姿和规范的工作持物姿势等。

一、护士体态姿势要求

护士的体态礼仪是指在护理活动中护士的表情、姿势和动作等的规范和要求,是护理礼仪中的重要组成部分。护士的体态作为一种无声语言,可传递一定的信息,是护理活动中的重要沟通方式之一。正确掌握和运用护士的体态礼仪,在护理工作中非常重要。

(一) 站姿

站姿又称立姿或站相,指人在站立时所呈现的姿态,是日常生活中一种最基本的体态。

基本要求:护士在站立时应挺胸、收腹、头正、颈直,双肩外展,臀部上提,两手自然下垂或交叉于下腹前,双足靠拢或足尖略分开,眼睛平视,颔微内收。

对女士的站姿要求是优美,对男士的要求则是稳健。

要求男士在站立时要注意男性阳刚、英武的气质。站立时,一般应两腿平行,双脚微分开,与肩同宽(间距最好不要超过一脚之长)。全身正直,头部抬起,双眼平视,双肩稍向后展并放松。双臂自然下垂伸直,双手贴放于大腿两侧;也可双臂自然下垂,将右手握于左手腕部上方自然贴于腹部或背于身后贴于臀部。

(二) 坐姿

坐姿即人就座后身体所呈现的姿势,是一种静态的姿势。护士的坐姿要体现出护士谦逊、稳重、诚恳的态度。

基本要求:入座得法,落座无声;礼让尊者;左进左出;落座于座椅的前1/2~2/3;落座后上身挺直,头部端正双目平视,下颌微收,双肩平正放松;双手掌心向下,自然放于大腿上或椅子扶手上;双膝靠拢,男士可略分开,但不可超过肩宽;双腿正放、侧放或叠放;躯干与大腿、大腿与小腿之间均呈直角;谈话时面向谈话对象,注视对方;离座前有表示,礼让尊长;离座时动作轻缓,无声无息。

男士坐姿在各种坐姿的基础上,应更加强调潇洒大方,双膝双脚可适度分开,但不可超过肩宽。

(三) 行姿

行姿属于动态之美,护士的行姿应协调、稳健、轻盈、自然。良好的行姿能给人以美的享受。

基本要求:抬头挺胸,收腹立腰,双肩平稳,双臂自然摆动于体侧,摆动的幅度以30°左右为佳,不能横摆或同向摆动,身体应稍向前倾,身体的重心应落在反复交替移动的前脚脚掌之上,步幅为一脚之长,步态稳健、轻盈、具有节奏、行进无声。男士步伐应雄健、有力、展示刚健英武之美;女士则应轻盈、稳重、优雅,显示柔美之姿。男士步速以每分钟100~110步为宜,女士步速以每分钟110~120步为佳。

(四) 蹲姿

蹲姿也是护理人员常用姿势的一种,如在拾取地上的物品、为患者整理床头柜等时都会用到。

基本要求:下蹲时,双膝一高一低,左脚在前,右脚在后。左脚完全着地,小腿基本垂直于地面,右脚脚跟提起;右膝低于左膝,内侧可靠于左小腿内侧,女士应靠紧两腿,男士则可适度分开,臀部向下,重心落于右腿上。应侧身而蹲;避免面对他人下蹲,这样会使他人感到不便;也应避免背对他人下蹲,这样做对他人不够尊重。

(五) 端治疗盘

治疗盘是护理工作中较常用的物品。护理人员在做一些护理操作时,往往需要端治疗盘前往病房。正确的端盘姿势配以轻盈稳健的步伐与得体的护士着装,会给患者带去一种精神安慰,使其从中体会到安全感。

基本姿势:身体正直,上臂紧靠躯干,与前臂呈90°角;治疗盘距躯干5 cm;双手端盘,拇指卡在盘的边缘,其余四指托住盘底;取放和行进中要注意平稳,治疗盘不触及护士服。

(六) 持病历夹

病历夹是把记录患者病情的病历本很好保存并便于随时书写的夹子。

基本姿势:站立时,一手持夹,夹下端一角在髂嵴上方,夹平面与身体纵向约呈45°角;另一手臂自然垂于体侧。行走时,一手握夹子的中部,放在前臂内侧;垂于体侧,另一手臂垂于体侧,行进时手臂自然摆动。

(七) 推治疗车

治疗车是护理工作中常见的用具之一。治疗车一般三面有护栏,无护栏的一面一般设有两个抽屉,用于存放备用物品。

基本姿势:在推治疗车、平车或轮椅时,护士均应双手扶车把,身体正直,躯干略前倾,头、肩、上身、两腿同行走。治疗车距身体前侧约30 cm,肘部自然放松,呈135°～160°角,向前轻轻推动治疗车,尽量减少推行过程中发出的噪声。进入病室前先停车,用手开门,然后推车入室。用力适度,动作协调。

(八) 传递物品

递物与接物是常用的动作,应当双手递物,双手接物,表现出恭敬尊重的态度。

基本姿势:在递交文件时,应双手递交,文件以正面示对方;在递交剪刀等锐利物品时,尖锐一侧不应朝向对方;接物时也需双手接取,并点头示意。在递交过程中应面带微笑,表现大方,体现素养,并配合礼貌用语,不可一言不发。

二、护士体态姿势训练

实践活动 4-3

案例

婷婷是一位活泼可爱的姑娘,就读于本市一所医学院的护理专业,现在进入医院进行临床见习。她身高1.71米,走路有些弓腰,还有一点点驼背,晨会交接班大家站在一起时她喜欢把手放进护士服口袋里,或靠着墙或依着他人;走路风风火火;坐下时大大咧咧,不拘小节;常单手推着治疗车或举着治疗盘进出病房。带教老师找她谈话,指出了她的问题,并希望她注意护士的职业形象。

> 思考:
> 1. 日常对护士的体态姿势有什么要求?
> 2. 我们应如何塑造护士的职业形象呢?

【评估】

1. 护士的体态。
2. 护士的站、坐、行、蹲等姿势。
3. 护士工作中的持物姿势。
4. 护士工作中传递物品的方法。

【计划】

1. 准备环境,在礼仪实训室或较为宽敞的形体房训练。
2. 学生着护士服、护士鞋、护士帽。
3. 准备落地镜、音乐、治疗盘、病历夹、治疗车、床旁椅。

【实施】

1. 教师演示:由教师逐一演示护理礼仪姿势,详细讲解动作要领和注意事项(表4-3)。
2. 分组练习:将学生分成6~8人一组,分组练习。

表4-3　护士体态姿势礼仪训练

项目	内容	方法
站姿训练	女生站姿	
	基本站姿	● 头部:头正颈直,双目平视,下颌内收,面带微笑,呼吸自然 ● 躯干:脊柱要尽量与地面保持垂直,收腹挺胸,平肩提臀,身体重心尽量提高 ● 上肢:基本式,双臂自然垂直于身体两侧,手指稍许弯曲 ● 下肢:双脚平行,脚跟和脚尖全部紧靠(图4-7)
	标准站姿	● 头部和躯干同基本站姿 ● 上肢:双臂放松,右手叠于左手,并轻握左手四指叠放于小腹,被握之手指尖不超出上侧手的外侧缘 ● 下肢:呈"V"形脚,双腿直立,脚跟靠拢,两腿及双膝紧靠,脚尖分开呈45°~60°角,身体重心落于两腿正中(图4-8)
	沟通站姿	● 头部和躯干同基本站姿 ● 上肢:右手轻握左手(相握式),双臂略弯曲上提,两手置于中腹部 ● 下肢:呈半"V"形脚或小"丁"字步,一脚脚跟紧靠另一脚内侧中点,两脚所成角度为45°~60°,双脚可交替变化,身体重心可在前脚或后脚(图4-9)
	男生站姿	● 基本站姿同女士 ● 站立时,两腿平行,双脚呈"V"形脚或两脚微分开与肩同宽,双臂自然下垂于身体两侧,或右手握于左手腕部上方自然贴于腹部,或背于身后贴于臀部(图4-10和图4-11)

续　表

项目	内容	方　　法
坐姿训练	入座训练	● 从椅子的左侧走到椅子前面正中,距椅子 10～15 cm,然后右脚向后退半步,再轻稳地就座。尽量使动作轻盈,从容自如
	基本坐姿	● 就座后,保持躯干直立,双腿并拢,使躯干与大腿、大腿与小腿、小腿与地面均呈直角;两手分别放于左、右大腿上(图 4-12)
	坐姿变化 女生	● 双腿并拢,一脚后点,右手在上,双手虎口处交叉叠握轻放在小腹部(图 4-13);或一脚前伸,脚跟靠紧另一脚的脚弓中点,两脚形成 45°～60° 夹角,双手叠握放于两腿中间;或双腿、双脚并拢斜放,两手叠握放于一侧大腿上
	男生	● 在基本坐姿的基础上,一脚后点,两腿可以略分开;或两腿向左右打开与肩同宽,配合面部表情
	离座训练	● 离座起立时,右腿先向后退半步,然后躯干直立站起,收右腿,从左侧还原到入座前的位置
行姿训练	起步训练	● 起步时要掌握重心在前;起步走时,身体稍向前倾,重心落在前移的那只脚的脚掌上,当前脚落地后脚离地时,膝盖伸直,踏下一步时再稍松弛
	步幅训练	● 脚尖前伸、步幅适中,一般行走时前脚脚跟与后脚脚尖相距一脚之长;行走时保持脚尖向前,不要向内或向外
	直线走姿训练	● 直线前行。练习行姿前,可在地上用粉笔画一条直线,作为双脚行走的轨迹。行走时,可在头顶放一本书克服左右摇摆,使腰部至脚保持直线向前行走,防止内"八"字或外"八"字,脚步过大或过小
	摆臂训练	● 双肩平衡,以肩关节为轴,手臂与躯干约呈 30° 夹角自然前后摆动,节奏均匀,双手轻握,掌心向内
	步态综合训练	● 训练行姿时各种动作应协调,弹足有力,注意掌握走路的速度、节拍,保持身体动作协调、自然、放松
蹲姿训练	高低式	● 在站姿基础上,一脚后退半步,身体重心落在两腿之间,上身保持直立状态,双手理顺裙摆,两腿紧靠、臀部朝下、下蹲,前脚脚掌着地,小腿垂直于地面,后脚脚跟提起、脚尖着地,微微屈膝,双腿形成高低式(图 4-14)
		● 移低身体重心,直下腰拿取物品;起立,挺胸收腹,调整重心,回归站姿原位
持物递物	端治疗盘	● 身体正、直,上臂紧靠躯干,与前臂呈直角;双手端盘,治疗盘距躯干约 5 cm,拇指卡在盘的边缘,其余四指托住盘底;取放和行进中要注意平稳,治疗盘不触及护士服(图 4-15)
	持病历夹	● 在基本站姿基础上,左手持夹右侧中点或上方约 1/3 处,夹下端放于髂嵴上方,夹平面与身体纵向呈 45°～60° 锐角,右手手臂自然垂于体侧或持夹右下角(图 4-16)
	推治疗车	● 双手扶车把,身体正直微微前倾,肘部自然放松,呈 135°～160° 角,向前轻轻推动治疗车,尽量减少推行过程中发出的噪声;入病室前先停车,用手开门,后推车入室(图 4-17)
	传递物品	● 护士 A 持病历夹行至护士 B 面前站定,护士 A 双手递交病历夹,将开口或文件正面示对方,护士 B 接物时也需双手接取,并点头示意
		● 护士 A 向护士 B 递交签字笔,双手奉上,尖锐一侧朝向自己;在递交过程中应面带微笑,并配合礼貌用语

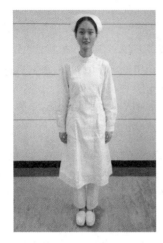 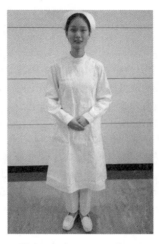 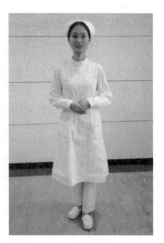

图 4-7　基本站姿　　　　图 4-8　标准站姿(女)　　　　图 4-9　沟通站姿(女)

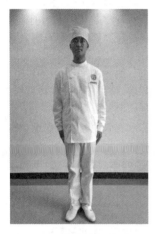 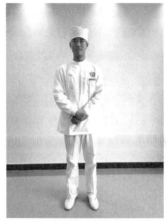 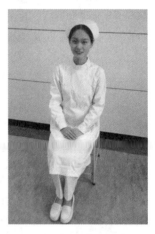

图 4-10　标准站姿(男)　　　　图 4-11　沟通站姿(男)　　　　图 4-12　基本坐姿

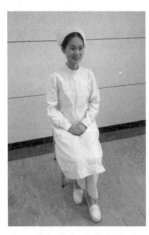 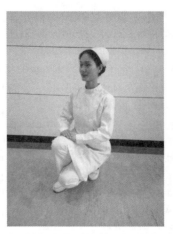 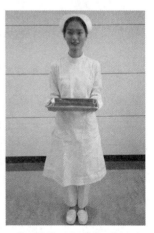

图 4-13　后点式坐姿　　　　图 4-14　蹲姿　　　　图 4-15　端治疗盘

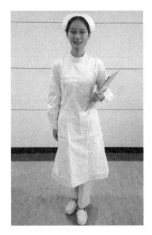 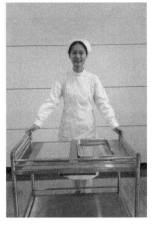

图 4-16　持病历夹　　　　图 4-17　推治疗车

【评价】

以小组为单位进行学习效果展示,由师生共同评价。

【实践反思】

1. 规范的护士体态姿势能给患者传递什么样的信息?

2. 护士注重体态礼仪对建立良好的护患关系有什么意义?

【作业】

1. 学生以小组为单位,将训练内容配上音乐自编一个护士仪态展示的小节目。

2. 反复练形体礼仪姿势。

附:护士体态姿势礼仪考核标准

护士体态姿势礼仪考核标准如表 4-4 所示。

表 4-4　护士体态姿势礼仪考核标准

项目	评价内容	分值	得分
仪容仪表 20 分	妆容修饰自然大方,化妆得体无多余饰物	3	
	帽子平整、挺立,戴正戴稳,高低适中,用发卡固定	3	
	头发前不遮眉、后不搭肩、侧不掩耳,梳理整齐盘于脑后	3	
	工作服清洁,腰带平整,松紧适度,衣扣扣齐	3	
	内衣领边、袖边、裙边不外露于护士服外,裤脚长度合适	3	
	穿着统一护士鞋,鞋面清洁;袜色为肉色,袜口不外露	3	
	不留长指甲,不涂指甲油	2	
体态姿势 40 分　站姿	头正颈直,双眼平视,下颌微向后收	3	
	两肩外展,双臂自然,挺胸收腹,收臀并膝	3	
	上身自然挺拔,两手虎口相对,相握于腹部	2	
	双足为"V"形、"丁"字形或平行	2	

续　表

项目		评 价 内 容	分值	得分
	坐姿	端放椅子轻缓,左进左出	2	
		右脚后移半步,理顺白大褂下摆,缓缓落座	2	
		臀坐于椅子的 2/3 或 1/2 处	2	
		双手以叠握式、分放式、相握式放置于腹前或大腿	3	
		双脚轻轻靠拢平行或前交叉、后点、后交叉、侧点或侧交叉	4	
		上身正直而稍前倾,头平直而臂贴身,端庄优美	2	
	行姿	目光平视,步履自然轻盈,抬头、挺胸、收腹、肩放松	2	
		在行进中,双肩保持平稳,不摇晃,两臂自然摆动,幅度约 30°	2	
		步伐轻盈自然,幅度频率适中	2	
		双脚各自落在一条直线,抬足有力、柔步无声	2	
	蹲姿	双脚前后相差半步,呈双膝高低式蹲下	2	
		两腿并拢,双手叠放于膝关节上	2	
		目光平视,面带微笑,身体稳定	3	
工作持物姿势 30 分	端治疗盘	双手持盘 1/3 或 1/2 处,不触及盘内缘	3	
		肘关节呈 90°角,双臂内收	2	
		治疗盘距胸骨柄前方约 5 cm	2	
		行走时目光平视前方,治疗盘稳定,盘内杯中液体不晃出	3	
	持病历夹	左手持病历夹上 1/3,轻放于同侧胸前稍外展;另一手自然下垂	3	
		右手轻托病历夹右下角并翻阅签字	4	
		行走时目光平视前方,右手自然摆动,与步伐配合	3	
	推治疗车	按照行姿的要求行走	2	
		保持上身正直,挺胸收腹,腰部挺直避免弯曲,身体形成一条直线	2	
		双肩保持平稳,护士位于车后,距车 30 cm,双手扶把,手臂自然弯曲	3	
		双臂均匀用力,重心集中于前臂,行进、停放无噪声	3	
整体印象 10 分		表情柔和、自信、面带微笑,举止端庄	4	
		组长口令清晰,组员配合默契,行为一致,整齐规范	3	
		时间控制恰当	3	
总分			100	

(唐庆蓉　张　霞)

第五章

人 际 关 系

1. 能与刚入院的患者建立良好的护患关系。

2. 能依据患者的具体情况采用恰当的护患关系模式与其相处,并建立良好的护患关系。

3. 在护患交往中,能严格规范自身的言行举止,避免护患冲突的发生。

4. 能正确理解并努力消除护患关系的不良影响因素,促进护患关系的和谐发展。

5. 能运用护际沟通的原则、策略和方法,建立良好的护际关系。

6. 熟悉沟通技巧,能够与医生、护士及其他医务人员有效沟通并建立良好的协作关系。

第一节　建立良好的护患关系

护士在从事护理工作过程中,由于其工作性质、职能范围等特点,涉及多方面的人际关系,而其中最重要的是护士和服务对象(包括患有各种身心疾病的患者及患者家属)之间的人际关系,即护患关系。

一、护患关系概述

(一) 护患关系的概念

狭义的护患关系是指护士与患者及其家属之间在医院特定环境及时间段内互动所形成的一种特殊的人际关系。

(二) 护患关系的性质

1. 帮助系统与被帮助系统的关系　帮助系统包括医生、护士、检验人员、医院行政人员和后勤辅助人员等,被帮助系统包括患者、患者家属及其同事、朋友等。护患关系的实质是护士帮助患者,一般发生在患者无法满足自己基本需要的时候;其核心是通过执行护理程序,减轻患者痛苦及帮助患者解决健康问题。

2. 专业性的互动关系　护士利用自己所掌握的护理专业知识和专业技能为患者提供有针对性的服务,解决患者的生理、心理、社会等方面的问题,满足患者各方面的需要,这是一种专业性的人际关系。

3. 工作性关系　建立和发展良好的护患关系是护理工作的需要,是护士职业的要求。护士与患者的交往是一种职业行为,有一定的强制性。不论面对何种身份、地位、性别、年龄、职业、素质的患者,也无论与患者之间有无相互吸引的基础,护士都应努力与患者建立良好的护患关系。

4. 治疗性关系　护士在为患者实施各种注射、输液、止血、包扎、饮食配制、心理疏导等具有治疗意义的护理操作过程中,与患者所形成的关系都是治疗性的护患关系。

(三) 护患关系的特点

护患关系是一种特殊的人际关系,它有如下的特点。

1. 独特性　护患关系是发生在特定的时间段内、特定的环境下和特定的人物之间的关系。

2. 时限性　护患关系是相对的短期关系,是在患者治疗期间所形成并维持的一种患者与护士之间暂时性的人际关系。

3. 目的性　护患关系建立的最终目的是促进患者的健康。

4. 护士在护患关系中处于主导地位　护士的责任是帮助患者,因此是这一关系的主体也是这一关系后果的主要承担者。

(四) 护患关系的内容

护患双方由于生理、心理、社会文化、环境、教育、经济等多种因素的影响,护士在实施各种护理措施的过程中,会与患者形成不同的护患关系,可概括为技术性关系和非技术性关系两方面。

1. 技术性关系　是护患双方在一系列护理技术活动过程中建立起来的行为关系。技术性关系的内容是护患关系的基础,也是维系护患关系的纽带;离开了技术性关系,就不能产生护患关系的其他内容。

2. 非技术性关系　是在护患双方交往过程中,由于社会、心理、教育、经济等多种因素的影响,护士在实施护理措施过程中与患者形成的道德、利益、法律、文化、价值等多方面的关系,主要包括护士服务态度和服务作风等方面的内容。

非技术性关系影响着技术性关系的发展。良好的非技术性关系有利于护士有效地开展护理工作,有利于技术性关系的建立与发展。护士应积累多方面的经验,把握好多方面的关系,使护患双方在整个疾病治疗过程中相互配合,建立和谐的护患关系。

二、护患关系的建立与发展过程

护患关系的建立既遵循一般的人际关系建立的规律,又与一般的人际关系的建立及发展过程有一定的区别。护士与患者的交往,从患者入院开始,历经患者住院治疗到康复出院整个过程。这是一个连续的、不断变化的过程,一般可分为初始期、工作期、结束期三个阶段。

(一)初始期

初始期以护士和患者第一次见面开始。此期主要任务是建立护患的相互信任关系和确认患者的需要。护士一方面需要取得患者的信任;另一方面,应初步收集有关信息及资料,找出患者的健康问题,为以后开展工作做好准备。

(二)工作期

工作期是护患关系的重要阶段。此期的主要任务是护士运用护理专业知识和技能解决患者的各种身心问题,满足患者的需要。护士要与患者共同协商制订护理计划,与患者及有关人员合作完成护理计划,并根据患者的具体情况修改和完善护理计划。在此阶段,护士的知识、能力及态度是影响良好护患关系的基础因素。

(三)结束期

当患者出院、转院或护士休假、外出学习、调动工作时,护患关系就到了结束期。此期的主要任务是总结护理工作和经验,保证护理工作的连续性,并圆满结束护患关系。护士应在此阶段为患者做好各种准备,并进行有关评价。

三、护患关系模式

根据护患双方在共同建立及发展护患关系过程中所发挥的主导作用的程度、各自所具有的心理差位、主动性等因素的不同,可以将护患关系分为主动-被动型、指导-合作型和共同参与型模式。

(一)主动-被动型模式

主动-被动型模式是以生物医学模式及以疾病护理为中心的护理模式为指导思想。其特点是护患之间单向发生作用,模式特征是"护士为患者做什么",模式关系的原型是父母与婴儿的关系。此时,护士处于主动和主导地位,患者处于被动地接受护理的从属地位。护患双方的心理为显著的心理差位关系。这种模式主要适用于难以表述自己主观意志的患者,如神志不清、休克、全麻、有严重创伤、痴呆及精神障碍的患者。

(二)指导-合作型模式

指导-合作型模式是以生物-心理-社会医学模式及以患者为中心的护理模式为指导思想。其特点是护患之间为微弱的单向发生作用,特征是"护士告诉患者做什么",模式关系原型是父母与儿童的关系。护患双方在护理活动中都是主动的,但护士仍占主导地位,护患双方的心理为微弱的心理差位关系。护患双方的主动性不同,护士决定护理方案及护理措施,患者主动配合,患者可向护士提供有关自己疾病的信息,同时也可以对自己的护理及治疗提出意见。这种模式主要适用于急性疾病的患者和外科手术恢复期的患者。

(三) 共同参与型模式

共同参与型模式是以生物-心理-社会医学模式及以健康为中心的护理模式为指导思想。其特点是护患之间双向发生作用,模式特征是"护士与患者商量做什么",模式关系原型是成人与成人的关系。护患双方是以平等关系为基础的,双方为心理等位关系。护患双方具有相等的主动性,彼此都有促进健康恢复的共同愿望,共同协商治疗疾病的方案和措施。这种模式主要适用于慢性疾病的患者和受过良好教育的患者。

四、护患关系的影响因素

在所有医务人员中,护士与患者接触的机会最多,关系也最为密切,护患之间发生争议的机会也会相对增多。对于这些矛盾或冲突,必须认真分析其原因及影响因素,有针对性地加以解决。护患关系的影响因素主要为以下五个方面。

(一) 信任危机

信任感是建立良好护患关系的前提和基础,而良好的服务态度、认真负责的工作精神、扎实的专业知识和娴熟的操作技术是赢得患者信任的重要保证。在工作中,如果护士态度冷漠或出现技术上的差错、失误,均会失去患者的信任,严重影响护患关系的建立和发展。

(二) 角色模糊

角色模糊是指个体(护士或患者)由于对自己充当的角色不明确或者缺乏真正的理解而呈现的状态。在护患关系中,如果护患双方中任何一方对自己所承担的角色功能不明确,如护士不能积极主动地为患者提供帮助,或患者不积极参与康复护理,不配合护士的护理等,均可能导致护患沟通障碍、护患关系紧张。

(三) 责任不明

责任不明与角色模糊密切相关。护患双方往往由于对自己的角色功能认识不清,不了解自己所应负的责任和应尽的义务,从而造成护患关系冲突。护患责任不明主要表现在两个方面:一是对于解决患者的健康问题,应由谁来承担责任;二是对于改善患者的健康状况,应由谁来承担责任。

(四) 权益影响

寻求安全、优质的健康服务是患者的正当权益。由于大多数患者缺乏专业知识,或由疾病导致部分或全部丧失自我护理的能力,被迫依赖医护人员的帮助来维护自己的权益。这时患者可能会过度倾向于维护自身的利益而不信任医护人员;护士因处于护患关系的主导地位,在处理护患双方权益争议时,容易倾向于维护自身利益和医院的利益,忽视患者的利益。

(五) 理解差异

由于护患双方的年龄、职业、教育程度、生活环境等方面的不同,在交流沟通过程中容易产生理解上的差异,从而影响护患关系。

五、护士在促进护患关系中的作用

(一) 明确护士的角色功能

护士应全面认识、准确定位自身的角色功能,认真履行角色功能和工作职责,使自己的言行符合患者对护士角色的期待。

(二) 帮助患者认识角色特征

护士应根据患者的病情、年龄、文化程度、职业、个性等特点,了解患者对"新角色"的认识,分析影响患者角色适应的因素,努力帮助患者尽快适应患者角色,避免可能出现的角色适应不良。

(三) 主动维护患者的合法权益

维护患者的权益是护士义不容辞的责任。护士应高度重视,主动维护患者的合法权益。

(四) 减轻或消除护患之间的理解分歧

护士在与患者沟通时,应注意沟通内容的准确性、针对性和通俗性;根据患者的特点,选择适宜的沟通方式和语言;同时鼓励患者及时提问,确保沟通的效果。

📖 实践活动 5-1

案例

患者王某,男,45岁,高三数学教师。患者因近日经常咳嗽、咳痰、痰中带血,经 CT 检查和病理组织活检诊断为右肺下叶鳞状细胞癌。在妻子陪护下患者入院住进胸外科病区,准备择期进行手术。小刘是王老师的责任护士。小刘将王老师迎入病房,并热情地为他介绍了医院的相关情况。王老师不知道真实病情(家属告诉其所患疾病是肺脓肿),以前从未住过医院,对病房情况一无所知,感觉陌生且新奇,且非常不情愿住院治疗。因为还有一个月学生就要高考了,所以王老师经常挂念自己的学生,略显焦急和烦躁。

思考:

1. 此时,护患关系处于哪一个发展阶段?此期,护士的重点工作任务是什么?

2. 针对该患者目前的情况,小刘护士可以选择哪一种护患关系模式与其相处?

3. 在与该患者的相处过程中,我们可以运用哪些语言及非语言沟通技巧?

【评估】

1. 患者王某的生理、心理状态及其社会文化背景。

2. 患者王某的健康问题及其目前最需要解决的问题。

3. 护士小刘与患者王某护患关系的发展阶段。

4. 护士小刘与患者王某相处融洽的护患关系模式。

5. 护患沟通中,语言和非语言沟通技巧。

【计划】

1. 确定本次沟通要达到的目标。

2. 根据案例设计相关角色的行为表现及角色的组成(护士小刘、患者王某、家属、观察员)。

3. 分析角色扮演需要投入的情感。

4. 明确观察员的任务并做好护患关系相关知识的准备。

5. 环境准备:实训室(病房),环境安静、私密。

6. 用物准备:入院护理相关用物(体温、脉搏、呼吸、血压的测量用物及患者衣服等)。

【实施】

1. 以小组为单位进行角色扮演,每组 5～6 名学生,再现模拟情景,表现关键要素:护士小刘与患者王某建立护患关系的过程(图 5-1)。

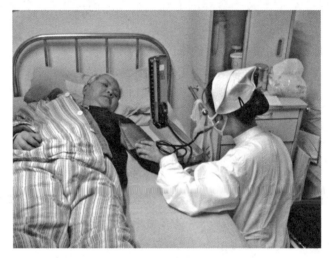

图 5-1 在护理操作中建立良好的护患关系

(1) 协助患者取舒适、适宜的体位。

(2) 倾听患者的问题,适时给予回应。

(3) 分享护士个人的想法和判断,与患者探讨相关问题。

(4) 护患双方的情感达到默契、共鸣,能达到沟通高峰。

(5) 护士取得患者的信任,并为患者解决其健康问题,双方建立良好的护患关系。

2. 观察员认真观察扮演者的表演并记录、分析问题,进而提出有利于护患关系建立的建议。

3. 扮演者分享扮演中的情感体验和修正角色。

【实践反思】

1. 在几组同学的展示中,护士与患者成功建立起良好的护患关系了吗? 如果你是这位护士,你准备怎样与患者建立良好的护患关系?

2. 建立护患关系的过程有哪几个阶段? 几组同学的展示呈现了护患关系建立的哪几

个阶段? 他们完成每一阶段的重点任务了吗?

3. 在建立护患关系过程中,护士运用了哪些语言及非语言沟通技巧? 这些技巧的运用,对建立良好的护患关系起到了哪些作用?

4. 对于此次实践,你的感受和体悟是什么?

【作业】

在护患关系的建立和发展过程中,护士的角色重要吗? 护士可以起哪些作用? 请举例具体谈谈。

实践活动 5-2

案例

　　患者吴某,男,63 岁,已婚,公务员,4 年前出现明显咳嗽、咳痰伴喘息,天气变化及秋冬时明显,其症状呈进行性加重,肺科医院诊断为"慢性支气管肺炎、肺气肿",予抗感染及平喘解痉治疗。3 个月前患者因气急、咳黄脓痰,于肺科医院住院治疗,2 周后症状好转出院。2 周前患者又出现明显气急,喷雾治疗后略好转,伴咳嗽咳痰,初始为白色泡沫痰,后为白色黏痰。今天下午 6 点,患者突然出现气急,喷雾治疗无效,后出现神志模糊,呼之不应,呈昏迷状态,无大小便失禁,家属将其送至肺科医院呼吸科住院治疗。经过 1 周的治疗,患者能在床上活动及半卧位休息,生活方面部分自理,对疾病部分认识,患者内心非常重视疾病的诊治,心里很是担心和害怕,觉得自己病情一次又一次加重,无法康复,有些焦虑和忧愁,晚上根本无法入睡。

思考:

　　1. 此时,护患关系处于哪一个发展阶段? 此期,护士的重点工作任务是什么?

　　2. 从患者入院开始,你会采用怎样的护患关系模式与其相处?

　　3. 在与该患者的相处过程中,我们可以运用哪些语言及非语言沟通技巧?

【评估】

1. 患者的生理、心理状态及其社会文化背景。

2. 患者的健康问题及该患者目前最需要解决的问题。

3. 护士与患者护患关系的发展阶段。

4. 护士与患者相处融洽的护患关系模式。

5. 护患沟通中,语言和非语言沟通技巧。

【计划】

1. 确定本次沟通要达到的目标。

2. 根据案例设计相关角色的行为表现及角色的组成(护士、患者吴某、家属、医生、观察员)。

3. 分析角色扮演需要投入的情感。

4. 明确观察员的任务并做好护患关系相关知识的准备。

5. 环境准备：实训室（病房），环境安静、私密。

6. 用物准备：入院护理相关用物（体温、脉搏、呼吸、血压的测量用物及患者衣服等）。

【实施】

1. 以小组为单位进行角色扮演，每组 5～6 名学生，模拟责任护士采用恰当的护患关系模式与患者吴某相处，要求达到关系融洽，沟通效果好。

（1）协助患者取舒适、适宜的体位。

（2）倾听患者问题，适时给予回应。

（3）分享护士个人的想法和判断，与患者探讨相关问题。

（4）能达到沟通高峰，护患双方的情感达到默契、共鸣。

（5）护士能采用恰当的护患关系模式与患者相处，并取得患者的信任，为其解决健康问题。

2. 观察员认真观察扮演者的表演并记录、分析问题，进而提出合乎护患关系模式的建议。

3. 扮演者分享扮演中的情感体验和修正角色。

【实践反思】

1. 在几组同学的展示中，护士采用了哪些护患关系模式与患者相处？你认为这样的护患相处模式好吗？

2. 在与患者相处过程中，护士运用了哪些语言及非语言沟通技巧？这些技巧的运用帮助护士达到相应的目的了吗？

3. 对于此次实践，你的感亮和休悟是什么？

【作业】

护患关系模式有哪几种？请你结合案例实践，比较每一种护患关系模式的特点和适用范围。

第二节　营造和谐的护际关系

医疗和护理是医疗工作中不可缺少的组成部分，护士、医生、药剂师、营养师、放射技师、检验师、康复治疗师等各位医务工作人员，在正常医疗工作中均为不可取代的重要角色。在处理具体的医疗护理关系时，只有遵循互相配合、互相尊重、平等合作的原则，才能建立互相协作、互相信任的新型、和谐的人际关系。

一、护际关系

护际关系是指护士与护士在工作中相互交往的关系，它是护士人际关系中的一种基本关系。护际沟通是指护士之间的交往与沟通。在护际交往中，护士由于年龄、学历、知识水平、工作经历、职责分工及心理特征不同，常常会产生不同的心理，发生护际交往的矛盾冲突。各级各类护士之间要保持良好的关系,团结协作、密切配合,使护理工作形成一个有机的整体,才能保证护理工作有序地进行,并不断提高护理质量(图5-2)。

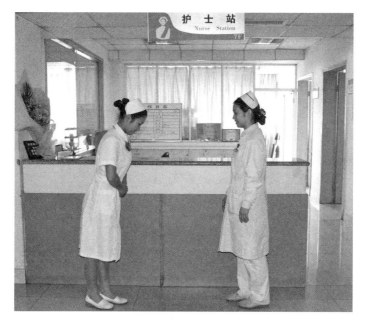

图5-2 和谐的护际关系

二、护际关系的影响因素

(一) 影响护士长与护士之间关系的因素

影响护士长与护士之间关系的因素主要来源于双方站在不同的角度,在要求、期望值上的差异。

1. 护士长对护士的要求 作为护理工作的基层管理者,护士的直接领导者,护士长对护士的要求有以下四项内容:

(1) 有较强的工作能力,能按要求完成护理工作。

(2) 能够服从管理,支持科室工作。

(3) 能够处理好家庭与工作的关系,全身心地投入工作。

(4) 有较好的身体素质,能够胜任繁重的护理工作。

2. 护士对护士长的期望 作为护理工作的具体实施者,护士对护士长的期望主要表现在以下三个方面:

(1) 具有较强的业务能力和组织管理能力,能够在各方面给予护士帮助和指导。

(2) 能严格要求自己,以身作则。

(3) 能够公平、公正地对待每一位护士,关心每一位护士,使护士得到公平的赏识与重用。

护士长与护士的出发点、需求不同，双方的期望和关注点不同。在工作中，双方往往因护士长过分关注工作的完成情况而忽略对护士个人的关心，或因护士过分强调个人困难而忽略科室工作等问题而产生矛盾。

（二）影响青年护士、新老护士之间关系的因素

青年护士之间竞争较强，因荣誉、学习进修、工作能力、技术水平等问题，不能正确对待自己，不能客观评价别人，可能会产生嫉妒心理，影响彼此间的正常交往。

新老护士之间往往由于年龄、身体状况、学历、工作经历等方面的差异，相互之间缺乏理解、尊重，从而相互埋怨、指责，导致关系紧张。老护士认为自己临床经验丰富、吃苦耐劳、工作责任心强，看不起新护士在工作中挑三拣四、拈轻怕重；新护士认为自己年轻、接受能力强、反应敏捷，看不起年长护士墨守成规，从而形成沟通障碍。

（三）影响不同学历护士之间关系的因素

不同学历护士主要由于学历、待遇不同，产生心理上的不平衡。随着护理教育的发展，越来越多的大学本科生、硕士研究生进入到临床一线工作。少数高学历的护士认为自己学历高，不愿意做基础护理工作，又不愿意向低学历护士请教。低学历护士对高学历护士重理论轻实践心存不满，加上"正式在编护士"与"聘用非在编护士"的身份及待遇的差异，影响了护士间的人际关系。

（四）影响带教护士与实习护生之间关系的因素

一般情况下，护士与实习护生容易建立良好的人际关系，勤快、有礼貌的实习护生比较受欢迎。如果个别带教护士对实习护生态度冷淡、不耐心、不指导，就会使实习护生对带教护士产生不满心理。同时，如果实习护生不虚心学习、不懂装懂，工作懒散、丢三落四，发生差错，给实习科室造成不良影响，也会使带教护士产生反感与不快，影响带教的积极性，从而引发矛盾。

三、护际关系沟通的技巧和策略

无论是护士长与护士之间、护士与护士之间，还是护士与实习护生之间发生人际关系障碍，均会影响正常护理工作的进行。因此，建立良好的护际关系是护士义不容辞的责任。

（一）充分发挥护士长在协调相互关系中的核心作用

护士长是病区护理工作的组织者和指挥者，也是护际关系的协调者，是护际关系的核心。护理工作的复杂性、广泛性和社会性，决定了护士长在整个医疗护理工作中的特殊地位。护士长需要在病区指导和带领护士共同完成护理任务，处理各种危急或突发事件。因此，护士长必须了解自己的下属，有秩序地组织各项工作，处事公平，使每位护士充分发挥自己的积极性。

（二）正确协调不同年龄、职称、职务护士之间的关系

护士沟通要以相互理解、尊重、友爱、帮助、协作为基本前提。护士要理解和掌握职能与职责的尺度，上级指挥、分配工作是职能，下级执行上级布置的任务是职责。年轻护士

应尊重级别高、年长的护士,并虚心求教。年长护士要为人师表,善于学习,爱护和培养年轻护士。

四、医护关系

护士与医生的关系简称医护关系,是指医生和护士两种不同职业的人在医疗护理活动中形成的相互关系,是护理人际关系中重要的组成部分。良好的医护关系是确保医疗护理质量的重要环节,是促进和维护患者健康的重要保障。

(一) 医护关系模式

医护关系模式有早期的主导-从属模式、当代的并列-互补模式两种类型。

1. 主导-从属模式　该模式受"以疾病为中心"的传统医学模式的影响。在该模式下,人们普遍存在"重医轻护"现象,认为护理从属于医疗,护士是医生的助手,护理工作的主要内容是执行医嘱和进行各项护理技术操作,护士的主观能动性受到制约。这些因素导致医护形成支配与被支配的关系,形成主导-从属型关系模式。

2. 并列-互补模式　随着医学模式的转变,护理学逐渐形成了自己独立的理论和实践体系,成为一门独立的学科,医生和护士是合作关系。护理工作模式也由以疾病为中心的功能制护理向以患者为中心的整体护理转变。护士直接对患者负责,制订护理计划,实施护理措施,为患者提供全面的身心护理,充分发挥护士的主观能动性。

并列-互补型医护关系模式的特点:

(1) 相互并列,缺一不可。医疗与护理是两个并列的要素,医生护士各司其职。没有医生的诊断,护理工作就没有头绪;没有护士的具体操作与配合,医生的诊疗计划就难以得到落实。

(2) 相互独立,不能代替。临床医学与护理学是两门独立的学科,在医院环境中,医生、护士只有职责分工不同,没有高低贵贱之分。医生查房、诊断、开医嘱、做手术;护士对患者实施整体护理,进行心理护理、健康教育、饮食指导等。

(3) 相互监督,互补不足。患者是医生、护士共同的服务对象。在诊疗过程中,医生、护士的工作独立与交叉并存,这为监督对方的行为提供了便利条件,可及时发现和预防差错事故的发生。

五、影响医护关系的主要因素

在整个医疗活动过程中,医护关系将直接影响医护的工作配合,同时影响患者疾病的转归和医疗服务质量。要建立医生、护士相互依赖的密切合作型的关系,会受到诸多因素的影响。

(一) 角色心理差位

在为患者提供健康服务的过程中,医护双方各有自己的专业技术领域和业务优势,是一种平等的合作关系。但是,由于长期以来受传统的主导-从属型医护关系模式的影响,部分护士对医生产生依赖、服从的心理,在医生面前感到自卑,缺乏主观能动性。此外,也有部分高学历的年轻护士或年资高、经验丰富的老护士与年轻医生不能密切配合,影响医护关系的建立与发展。

(二)角色压力过重

一些医院的医护人员比例严重失调,岗位设置不合理,医护待遇差异悬殊等,导致护士心理失衡,角色压力过重,心理和情感变得脆弱,紧张和易怒,从而造成医护关系紧张。

(三)角色理解欠缺

医护双方对彼此专业、工作模式、工作特点和要求缺乏必要的了解,导致工作中相互埋怨、指责,从而影响医护关系的和谐。

(四)角色权利争议

医护根据分工,在各自的职责范围内承担责任,同时也享有相应的自主权。在某些情况下,医护常常会觉得自己的自主权受到对方侵犯,从而引发矛盾冲突。

六、护士在促进医护关系中的作用

(一)主动介绍专业

护士应主动向医生介绍护理专业的特点和进展,得到医生的理解和支持。

(二)相互学习理解

医护双方应在相互尊重的基础上,相互学习、理解,营造相互支持的氛围。

(三)加强双方沟通

加强沟通是确保医护双方信息畅通、团结协作的基础。护士应积极、主动与医生沟通,虚心听取医生的不同意见,同时勇于提出合理化建议。

📚 实践活动 5-3

案例

李护士,女,24岁,本科毕业到某省级医院普外科工作。该病区工作很繁忙,护士长为了控制护理质量,每天晨交班时会着重指出某某护士在工作中的错漏,并登记和扣发奖金,以此提醒大家注意工作质量,杜绝护理差错的发生。李护士每天上班时,精神高度集中,到下班时已经疲惫不堪。李护士也曾经给护士长提过交班时当众指名道姓指出护士们工作中做得不够的地方,并扣发奖金,有些不妥。但是护士长未予以理睬和重视。最近,护士长着重检查李护士的护理质量,对李护士的工作深感不满。李护士每天下班前反复检查自己的工作有无错漏,晚上也难以入睡,甚至梦见出差错而惊醒。

思考:

1. 这个病区的护际关系和谐吗?为什么?

2. 李护士和护士长分别存在哪些问题?

【评估】

1. 李护士的压力、心理状态。

2. 李护士在工作中护际沟通方面存在的问题。

3. 护士长在工作中护际沟通方面存在的问题。

4. 影响护际关系的因素。

5. 护际关系沟通的技巧与策略。

【计划】

1. 确定本次实践沟通要达到的目标。

2. 熟悉案例并进行角色扮演准备。根据案例设计相关角色的行为表现及角色的组成（护士长、李护士、其他护士、观察员）。

3. 分析角色扮演需要投入的情感。

4. 明确观察员的任务并做好护际关系相关知识的准备。

5. 环境准备:护士站、护士办公室,环境安静。

6. 用物准备:护理交班用物、护士长记录手册等。

【实施】

1. 以小组为单位进行角色扮演,每组5~6名学生,模拟李护士与护士长进行沟通的情景。

2. 有的组模拟案例中沟通不畅,导致无法建立和谐护际关系的情景。

3. 有的组模拟有效沟通,建立和谐护际关系的情景。

4. 观察员认真观察扮演者的表演并记录、分析问题,进而提出营造和谐护际关系的建议。

5. 扮演者分享扮演中的情感体验和修正角色。

【实践反思】

1. 通过几组同学的展示,分析李护士与护士长如何才能建立和谐的护际关系?

2. 你扮演的角色哪些做法是正确的? 哪些是错误的?

3. 在此次实践中,你认为影响护士长和李护士之间关系的因素是什么?

4. 对于此次实践,你的感受和体悟是什么?

【作业】

高效率工作团队的特征是什么? 请阐述护士长在护理团队中的作用。

实践活动 5-4

案例

吴护士,女,30岁,是心内科的责任护士。张医生,男,23岁,医学院本科毕业半年,刚轮转到心内科1周。最近,由于天气寒冷,心内科病房特别忙碌,收治了多名心肌梗死患者。3 床的患者是心肌梗死急性发作，已入院 1 周。当天 15∶00 左右，其家庭发生重大变故，妻子猝死，患者情绪激动，心肌梗死再次发作，情况非常危急。吴护士了解到主治医生已经为患者制订了新的治疗方案，必须尽快执行医嘱。可是，患者的病历本找不到。吴护士非常着急，担心耽误患者的病情。吴护士反复寻找，时间一分一秒过去了。突然，吴护士发现张医生正拿着一本病历本，在往他自己的本子上抄写。吴护士走过去，拿起来一看，正是要找的病历本。顿时，吴护士很生气，对张医生说：“原来这本病历本在你这里，你拿走也不吱声。快给我，患者病情有变，情况危急，他的主治医生已经开出了新的医嘱，我马上要处理医嘱。”而张医生却说：“你别动，等一会儿，我正好在学习这个病例，马上就抄完了。”而吴护士不再理会张医生说什么，一把拿走了病历本。

思考：

    1. 吴护士和张医生的关系和谐吗？为什么？

    2. 吴护士和张医生分别存在哪些问题？

【评估】

    1. 吴护士的工作压力、心理状态。

    2. 吴护士在医护沟通方面存在的问题。

    3. 张医生在医护沟通方面存在的问题。

    4. 影响医护关系的因素。

    5. 医护关系沟通的技巧与策略。

【计划】

    1. 确定本次实践沟通要达到的目标。

    2. 熟悉案例并进行角色扮演准备。根据案例设计相关角色的行为表现及角色的组成（吴护士、张医生、主治医生、患者、其他护士、观察员）。

    3. 分析角色扮演需要投入的情感。

    4. 明确观察员的任务并做好医护关系相关知识的准备。

    5. 环境准备：护士站、医生办公室，环境安静。

    6. 用物准备：病历本等。

【实施】

    1. 以小组为单位进行角色扮演，每组 5～6 名学生，模拟吴护士与张医生进行沟通的情景，要求双方最终建立和谐的医护关系。

    2. 扮演者分享所扮演角色的心理及对对方的期望。

    3. 观察员认真观察扮演者的表演并记录、分析问题，进而提出建立和谐医护关系的建议。

    4. 扮演者分享扮演中的情感体验和修正角色。

【实践反思】

1. 在几组同学的展示中,吴护士与张医生建立了怎样的医护关系?

2. 你扮演的角色哪些做法是正确的? 哪些是错误的?

3. 在此次实践中,你认为影响护士和医生之间关系的因素是什么?

4. 对于此次实践,你的感受和体悟是什么?

【作业】

护士该如何与医生相处才能为共同的服务对象提供高质量的诊疗护理服务? 试着举例说明。

(瞿晓萍)

人 际 沟 通

1. 学会运用语言沟通技巧进行护患沟通,提高语言修养。
2. 学会在语言沟通中结合非语言沟通技巧。
3. 能够运用人际交往技巧和策略,与交往对象建立良好的人际关系。
4. 能运用健康教育的技巧,并结合患者的具体情况(相关案例),针对性地开展各种形式的健康教育。
5. 能正确为患者进行健康教育,并尝试运用不同的健康教育方法。
6. 面对特殊患者,能根据相关的沟通策略进行正确、有效的沟通。

第一节 护士的语言沟通训练

语言是一种约定俗成的符号系统,语言沟通是人类交流思想、表达情感的心理过程;语言是维系人际关系的纽带,是人际交往的工具。语言沟通是护理工作中最重要的沟通方式,护士需要通过语言沟通采集病史、收集资料、核对信息,进行心理护理、健康教育等。

护士在语言沟通中,需要采用一些沟通技巧保证沟通的顺畅,并且使沟通取得更好的效果。

1. 倾听 在人际沟通中占的比例很大。如果把听、说、读、写按百分比计算的话,听占的比例达53%,说占16%,读占17%,写占14%。倾听是指护士全神贯注地接受和感受对方在交谈时所传达的全部信息(包括语言的和非语言的),并全面理解。护士在交谈中首先要学会倾听。当护士全神贯注地倾听患者诉说时,实质上是向患者传递了这样一个信息:我很关注你所讲的内容,你就畅所欲言吧!这样对方会毫无顾忌地说下去。有效的倾听应注意以下几点:①目的明确;②控制干扰;③目光接触;④姿势投入;⑤及时反馈;⑥判断慎重;⑦耐心倾听;⑧综合信息。

2. 核实　是指在交谈过程中,为了验证自己对内容的理解是否准确所采用的沟通策略。核实是一种反馈机制,体现了高度负责的精神。护士可通过重述、改述和澄清三种方式进行核实。

(1) 重述:包括患者重述和护士重述两种情况。一方面,护士可以将患者的话重复一遍,待患者确认后再继续交谈;另一方面,护士可以请求患者将说过的话重述一遍,待护士确认自己没有听错后再继续交谈。

(2) 改述:护士把患者说的话改用不同的说法叙述出来,保持意思不变,或将患者的言外之意说出来。改述时要注意保持原话的意思,以及应该重复对方所说的重点。

(3) 澄清:是指交谈者将一些模棱两可、含糊不清或不完整的陈述讲清楚,以便求得更具体、更明确的信息。通过澄清,可以帮助护士与患者弄清最重要的关键问题是什么,以便下一步集中精力先解决关键问题。

3. 提问　是收集信息和核对信息的重要方式,也是使沟通能够围绕主题持续进行的基本方法。有效的提问能使护士获得更多、更准确的资料。提问方式有以下两种:

(1) 开放式提问:又称敞开式提问,即所问问题的回答没有范围限制,患者可根据自己的感受、观点自由回答,护士可从中了解患者的真实想法和感受。其优点是护士可获得更多、更真实的资料,其缺点是需要的时间较长。

(2) 封闭式提问:又称限制性提问,是将问题限制在特定的范围内,患者回答问题的选择性很小,通过简单的"是""不是""有""无"等即可回答。其优点是护士可以在短时间内获得需要的信息,其缺点是患者没有机会解释自己的想法。

4. 阐释　即阐述观点、进行解释。患者来到医院会有很多疑问需要护士解答,如诊断、治疗、护理相关问题,病情的严重程度、预后及各种注意事项等。这就需要护士运用阐释技巧来解答患者的各种疑问,解释某项护理操作的目的及注意事项,针对患者存在的健康问题提出建议和指导。阐释的基本原则包括:

(1) 尽可能全面地了解患者的基本情况。

(2) 将需要解释的内容以通俗易懂的语言向患者阐述。

(3) 使用委婉的语气向患者阐述自己的观点和看法,患者可以选择接受、部分接受或拒绝。

5. 共情　是一种能深入他人主观世界,了解其感受的能力。共情是在与他人交流时,能进入到对方的精神境界,感受到对方的内心世界,能将心比心,体验对方的感受,并对对方的感情给予恰当的反应。共情不是表达自我感情,也不是同情、怜悯他人。

1) 共情的意义

(1) 可以使对方感到自己被接纳、被理解和被尊重,从而产生一种愉快感、满足感,有助于相互进一步深刻理解和沟通。

(2) 可以促进对方的自我表达、自我探索,从而进行更多的相互沟通。

(3) 可以使人在建立亲密的人际关系过程中,更准确地觉察和理解另一个人的思想和感情。共情是一种积极的能力,有助于人们建立健康的人际关系。

（4）有助于培养利他、宽容、合作、尊重他人、善解人意等人格品质。

（5）有助于人走出自我关注，学会关注他人。

2）共情的作用　在护患沟通中的共情，主要是指护士站在患者的角度，通过倾听、提问等交流方式理解患者的感受。共情在护士与患者交谈中有以下作用：

（1）有助于保护患者的自我价值。在医院的患者有一种很强烈的社会心理需要，即被人理解，如果护士运用共情策略，站在患者的立场上给予他们足够的理解，患者就会感到自己被认可，感到自身存在的价值，感到自己不是孤立的，感到自己是现实社会的一部分。

（2）有助于提高沟通的准确性。通过共情，护士才能准确全面理解患者传递的信息。共情越充分，越能准确解释患者所提供的信息。

（3）有助于提高患者的自我控制能力。如果护士能够在倾听患者的诉说时与患者共情，患者可通过表达自我情感而获得动力，有助于他们在困境中自我调整，减少对他人的依赖，使患者更加深刻地认识到在战胜疾病过程中自己应负的责任。

6. 沉默　是一种特殊的语言交流技巧。沉默具有多种寓意，如赞美、默认、同情、震慑、毫无主见、决心已定、抗议、保留意见、心虚、附和等。在特定的情况下，沉默是其他语言表达技巧所不能及的。恰如其分地使用沉默技巧，对患者的治疗会产生意想不到的效果。在倾听过程中，护士可以通过沉默起到以下四个方面的作用：

（1）表达自己对患者的同情和支持。

（2）给患者提供思考和回忆的时间、诉说和宣泄的机会。

（3）缓解患者过激的情绪和行为。

（4）给自己提供思考、冷静和观察的时间。

7. 鼓励　在与患者的交谈过程中，护士适时对患者进行鼓励，可增强患者战胜疾病的信心。

实践活动 6-1

案例

　　王女士，35岁，已婚，是某公司职员，有一个幸福的家庭。其性格表现为性急、多疑、胆小。王女士因胃疼 1 个月、食欲差而于某天上午 10 点被收治入院，查体温 36.7℃、脉搏 90 次/分、呼吸 22 次/分，神清合作。医生通过门诊的检查不能排除其患胃癌的可能性，准备做进一步的检查以确诊。但医护人员并未将情况告知患者，只是让患者等待检查。王女士之前就担心自己可能患胃癌，这次医生没有给出明确诊断，让她非常不安。患者愁眉不展，躺在床上，望着天花板一个人发呆，对住院产生抵触情绪。

思考：

　　如果你是王女士的责任护士，请你通过语言沟通采集王女士的病史、收集相关资料及进行恰当的心理护理。

【评估】

1. 患者的生理、心理状态及其社会文化背景。

2. 患者的健康问题及该患者目前最需要解决的问题。

3. 护士可运用的语言沟通技巧。

4. 护士具备的心理护理知识。

【计划】

1. 确定本次沟通要达到的目标。

2. 根据案例设计相关角色的行为表现及角色的组成(责任护士、患者王女士、家属、医生、观察员)。

3. 分析角色扮演需要投入的情感。

4. 明确观察员的任务并做好语言沟通及心理护理的相关知识准备。

5. 环境准备:实训室(病房),环境安静、私密。

6. 用物准备:纸、笔、患者衣服等。

7. 语言沟通提纲准备。例如:

(1) 责任护士自我介绍。

(2) 我想了解一下你的健康状况,请谈谈你最近有什么不舒服吗?(目的:了解其目前的健康状况、自我感受。)

(3) 你以前患过某种病吗? 你的家庭中有谁患过某种病吗?(目的:了解其过去的疾病史、家族史。通过对疾病史和家族史的了解,可以判断个体现存的和潜在的健康状况。)

(4) 你对什么药物过敏? 过去用过什么能导致成瘾的药物吗?(目的:了解其过去的用药史、药物过敏史、所用药物对目前疾病的影响,以便给予必要的健康指导。)

(5) 你的饮食习惯怎样? 你知道自己的体重属于正常吗?(目的:了解其饮食习惯,同时开展有针对性的健康教育。)

(6) 你感到工作有压力吗? 能描述一下压力的程度吗?(目的:了解其工作压力,适当进行心理护理。)

……

【实施】

1. 以小组为单位进行角色扮演,每组 5～6 名学生,再现模拟情景,表现关键要素:收集患者健康资料及进行心理护理。

(1) 帮助患者取舒适、适宜的体位。

(2) 恰当运用各种语言沟通技巧,了解其病史及收集恰当的资料。

(3) 倾听患者问题,适时给予回应。

(4) 分享护士个人的想法和判断,与患者探讨相关问题。

(5) 护士取得患者的信任,了解其健康问题,护患双方的情感达到默契、共鸣(图 6-1 和图 6-2)。

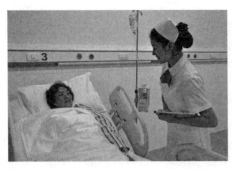

图6-1 护患沟通(1)

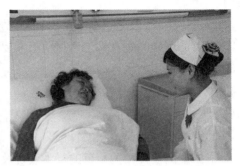

图6-2 护患沟通(2)

2. 观察员认真观察扮演者的表演并记录、分析问题,进而提出有助于护患关系建立的建议。

3. 扮演者分享扮演中的情感体验和修正角色。

【实践反思】

1. 在几组同学的展示中,责任护士的语言沟通是否有效? 责任护士是否成功完成了病史的采集和资料的收集?

2. 责任护士在沟通中运用了哪些语言沟通技巧? 这些技巧的运用是否恰当? 请举例说明。

3. 归纳出在患者入院时进行病史采集和资料收集的语言沟通提纲。

4. 对于此次实践,你的感受和体悟是什么?

【作业】

你自认为对哪种语言沟通技巧运用最得心应手? 请你设计一段情景来展示。

第二节 治疗性沟通方法

治疗性沟通是一般性人际沟通在护理实践中的具体应用,是以患者为中心,围绕患者健康问题进行的有目的的沟通,是护士为患者提供健康服务的重要途径。

一、治疗性沟通的概述

(一) 治疗性沟通的概念

治疗性沟通是护患双方围绕患者的健康问题而进行的有目的的、高度专业化的沟通,是可以起到治疗作用的沟通行为。治疗性沟通有其特定的目的和特定的专业内容。在治疗性沟通中护士需要运用心理学、社会学知识;同时应注意建立和不断发展良好的护患关系(图6-3)。

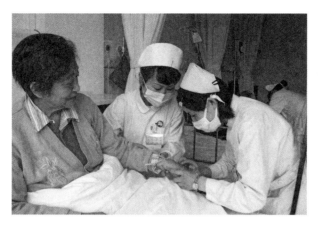

图 6-3 治疗时的沟通

(二) 治疗性沟通的目的

治疗性沟通是为了了解患者的情况,确定患者的健康问题与各种需求,对患者进行健康教育。其主要目的包括:

(1) 建立并维系一种积极的、开放性的护患关系。

(2) 收集患者的健康资料。

(3) 和患者共同探讨护士已经确认的护理问题。

(4) 和患者共同协商并制订一个符合共同期望的、目标清晰的护理计划。

(5) 向患者提供信息和指导。

(三) 治疗性沟通的原则

1. 维持特定的目的和特定的专业内容 沟通内容以收集患者的资料、了解和解决患者的健康问题为主题。

2. 注意运用心理学、社会学知识 根据患者不同的年龄、职业、文化程度、社会角色等来组织不同的沟通内容和运用不同的沟通方式。

3. 注意建立和发展良好的护患关系 沟通策略的运用可以促进良好护患关系的发展。

(四) 阻碍治疗性沟通的因素

1. 护士方面的因素

(1) 职业情感:指从业者在职业活动时所产生和确立起来的内心情绪和体验,是从事这个职业的人应具备的情感。护士的职业情感是护士本人对护理职业的态度及决定自己职业行为倾向的心理状态,主要包括对职业的热爱度、责任心和对其社会地位的自我评价和改行倾向等方面的认知。

(2) 专业知识与技能:护士扎实的理论功底和娴熟的操作技能是完成护理工作的基础和保障。专业知识欠缺或技能水平较差会增加患者痛苦,也会使护患关系陷入困境。

(3) 沟通技巧:护士良好的沟通技巧可以增加护患间的情感交流并建立亲密关系。

2. 患者方面的因素

(1) 疾病程度：患者病情的轻重程度是影响护患沟通的主要因素之一。

(2) 个人经历：患者的患病经历对护患沟通会产生一定的影响。

(3) 文化程度：文化程度高、素养好的患者容易沟通；而文化程度低的患者，由于其理解能力的限制可能会出现理解偏差。

(4) 心理状态：患者病情好转或趋于稳定时，就愿意与人交谈，护患沟通效果好；反之会影响正常的沟通。

(5) 生活习惯：患者入院后其生活习惯会发生相应的改变，易产生心理不适应，引起情绪低落，继而影响护患之间的沟通。

二、健康教育

(一) 健康教育的概念

健康教育是通过有计划、有组织、系统的教育活动，促使人们自愿地改变不良的健康行为，消除或减轻影响健康的危险因素，预防疾病，促进健康和提高生活质量。

(二) 健康教育的目的

1. 消除或减轻影响健康的危险因素，预防疾病和提高生活质量　健康教育的核心是通过卫生知识的传播和行为干预来改变人们的不健康行为，提高人们的健康水平。健康教育的对象侧重于那些有改变自身行为愿望的人群，教育的目的是实现健康的促进。

2. 让住院患者对健康相关知识和行为达到"知、信、行"　知：让患者知道所患疾病的一般知识、治疗的目的及护理要点。信：护士用丰富的知识帮助指导患者，让患者感到护士可信，并对这些知识形成信念，知识一旦变成信念，就可以支配人的行动。行：利用护士的影响力指导患者将健康知识付诸行动。

(三) 健康教育的程序

护理健康教育程序是科学的思维方法和工作方法的运用，是确保患者健康教育效果的重要保证。在实施过程中以指导性沟通为主，注重调动患者维护自身健康的潜能，激励患者积极参与促进康复的护理过程。具体过程：评估教育需求、确定教育目标、制订教育计划、实施教育计划和评价教育效果。

1. 评估教育需求　是对患者进行健康教育程序的第一步。通过调查分析评估教育需求，旨在了解教育对象需要学习的知识和掌握的技能，为确定教育目标、制订教育计划提供依据。

(1) 评估内容：①患者对疾病或健康问题的知识水平；②患者对健康教育的态度；③患者的学习能力；④环境因素。

(2) 评估方法：①直接评估：通过与患者的接触、谈话直接获得信息。②间接评估：通过阅读患者的病历、分析病史及其健康影响因素获得信息。

2. 确定教育目标　即明确对患者及其家属的教育目标，为制订教育计划奠定基础，是护士为取得预期教育效果选择健康教育措施的基础。设立教育目标是健康教育中的一项重要内容,教育者应根据教育对象的不同情况,如学习动机、愿望及学习条件等设立一系列的行为目标,这些目标应当是明确、具体和可测量的。

健康教育的总目标是帮助教育对象了解健康知识,充分发挥自己的健康潜能。社区护理的健康教育目标主要是使社区群体了解有关健康的知识,识别有害健康的因素及行为,培养良好的生活方式。临床护理的健康教育目标是帮助患者学习有关自己健康与疾病方面的知识,让患者正视自己的健康状况,根据健康的需要理智选择,有效地参与自己的治疗、护理及康复活动。

3. **制订教育计划** 教育计划是进行健康教育活动的指南,是健康教育实施和评价的基础,所制订的教育计划必须有针对性,提出解决问题的具体方案和相应的教育措施,要求措施依据正确、切实可行,并能体现个性化教育原则。教育计划主要由教育时间、教育场所、教育内容、教育人员、教育方法及教具5个部分组成。

(1) 教育时间:患者入院到离开医院期间,均为健康教育时间。

(2) 教育场所:应在适宜的场所进行,以免使患者或家属感到不安或尴尬。

(3) 教育内容:应根据患者的具体情况决定,确保其针对性。

(4) 教育人员:患者健康教育系统应是完整的,医院内的工作人员应根据患者和家属的需求,提供相应的健康教育。

(5) 教育方法及教具:根据患者的特点,选择恰当的教育方法和教具,增进教育的效果。

4. **实施教育计划** 指将健康教育计划中的各项教育措施落实于教育活动中的过程,即将健康教育计划付诸实践。主要内容包括实施前的准备、选择实施方法、时间的合理安排、实施过程中的记录等。在实施教育计划过程中,教育者应灵活机动,注意教育对象学习需求的变化。外界环境的干扰可能影响原有教育计划的实施。健康教育应遵循教学原则,因人、因时和因地制宜,教育者应及时了解学习者对教育的满意程度,以便及时调整教育方法,获得更佳的教育效果。实施健康教育计划,可使教育对象有效地改变健康观念和在行为方面存在的问题,帮助其树立科学的健康观念和建立正确的健康行为。为确保计划的顺利实施,应特别注意以下4点:①注重信息的双向传播;②适当重复重点内容;③采取多种教育方法和方式;④注重教育者的态度。

5. **评价教育效果** 评价是教育的重要环节,评价教育效果是对预期教育目标的达成度和健康教育活动取得的效果作出客观判断的过程。评价的目的是及时修正原有计划,改进工作。教育效果的评价可以通过评价教育需求、教学方法及教育目标的实现程度得以实现。

(1) 评价教育需求:评价以往患者教育需求的评估是否准确、完整。

(2) 评价教学方法:评价教育方法是否恰当、教育者是否称职、教材是否适宜。

(3) 评价教育目标的实现程度:目标有不同的层次,前一层次的目标往往是下一层次目标的基础。评价时,应参照计划目标,在活动的不同时期进行不同的评价。

实践活动 6-2

案例

患者陈某,女,63岁,因上呼吸道感染入院治疗。患者性格急躁,过分担心自己的病情。医生开出医嘱:青霉素80万单位静脉滴注,每天2次。护士小红须先对患者进行青霉素过敏试验。

思考:

1. 在这项护理操作中,护士与患者应开展什么沟通?
2. 沟通有哪几个环节?每个环节的沟通内容包括哪些?

【评估】

1. 患者的病情及心理状态。
2. 患者的自理能力及配合程度。
3. 患者用药史、过敏史、目前所用药物与疾病的关系。
4. 患者行过敏试验的局部皮肤情况。
5. 护士具备的操作中治疗性沟通的技巧。

【计划】

1. 确定本次沟通要达到的目标。
2. 根据案例设计相关角色的行为表现及角色的组成(护士、患者、观察员)。
3. 分析角色扮演需要投入的情感。
4. 明确观察员的任务,并做好治疗性沟通的相关知识准备。
5. 护士准备:护士在操作前要做好身体上和心理上的准备。护士应仪表端庄、态度和蔼可亲、言谈得体,让患者产生信任感。
6. 患者准备:提前告知患者进行青霉素过敏试验的时间,使患者在良好的身心条件下接受试验。
7. 环境准备:实训室(病房),环境安静、整洁。
8. 用物准备:青霉素过敏试验的相关用物。

【实施】

1. 以小组为单位进行角色扮演,每组5~6名学生,模拟护士小红为患者进行青霉素过敏试验的过程。

1)操作前解释

(1)亲切、礼貌地称呼患者,并做自我介绍,让患者感到护士热情、友善。

(2)向患者讲解本次操作的目的和意义。

(3)讲解简要方法,告知患者在操作过程中会有的感觉,提高患者对护理操作的知情程度,减轻患者的焦虑。

(4)真诚地向患者承诺,使患者相信护士将用熟练的护理操作技术,最大限度地减轻患者不适,征得患者同意后再准备用物。

2)操作中指导

(1)在护理操作过程中,询问患者有无不适,仔细观察患者反应,对于患者的感受予以重视,并视情况进行相应调整。

(2)使用安慰性语言转移其注意力,也可围绕患者最关心的问题进行交流。

(3)使用鼓励性语言增强其信心。

3)操作后嘱咐

(1)询问患者的感觉,评估是否达到预期目标。

(2)交代应注意的问题。

(3)感谢患者的合作,并询问患者有无其他需要。

2. 观察员认真观察扮演者的表演并记录、分析问题,进而提出关于护理操作中治疗性沟通的建议。

3. 扮演者分享扮演中的情感体验和修正角色。

【实践反思】

1. 在几组同学的展示中,护士的治疗性沟通是否恰当,是否取得了较好的沟通效果?

2. 在此次沟通实践中,护士展示了护理操作中的哪几个沟通环节?

3. 对于此次实践,你的感受和体悟是什么?

【作业】

通过案例实践,你能体会到影响护患治疗性沟通的因素吗? 试着举例分析阻碍护患治疗性沟通的因素。

附:护理操作中的治疗性沟通示例

1. 操作前解释

护士:"您好! 请问您是几号床? 叫什么名字?"

患者:"5号床,叫陈小蓝。"

护士:"陈婆婆,您好! 您上呼吸道感染比较严重,根据医嘱需要用青霉素治疗。有些人对青霉素会过敏,所以用药前需要先给您做个皮肤试验。现在给您做,可以吗?"

患者:"好的。"

护士:"在做皮试之前,有几个问题我还要询问一下。您以前用过青霉素吗?"

患者:"用过的。"

护士:"有没有过敏过?"

患者:"没有。"

护士:"您家人有对青霉素过敏的吗?"

患者:"没有。"

护士:"那您早饭吃过了吗?"(确保患者是非空腹状态,避免出现低血糖症状而与青霉素过敏症状混淆。)

患者:"刚吃过。"

护士:"好,那我现在来为您做皮试。我会很轻的,请放心。"

2. 操作中指导

护士:"陈婆婆,请您伸出手臂。先帮您看一下注射的部位。我会帮您注射在这里。"

护士:"现在帮您消毒一下这里的皮肤,有点凉。"

护士:"现在我要进针了,您是5号床,叫陈小蓝吧? 对青霉素没有过敏吧?"

患者:"是的,不过敏。你要轻一点。"

护士:"您放心,我会仔细、轻柔,进针和推药时稍微有点痛,请您忍耐一下。"

护士:"好了,马上好了,您再忍耐一下。"

护士:"现在好了,不痛了吧。"

3. 操作后嘱咐

护士:"陈婆婆,谢谢您的配合! 您现在有什么不舒服吗?"

患者:"没有。"

护士:"皮试要等20分钟才能观察结果,我们核对一下手表,现在是8点50分,到9点10分我再过来看结果。皮丘处您不要用手擦拭或按压。请您坐在这里休息,不要进行剧烈的活动,如果有什么不适,请及时按铃叫我。"

患者:"好的,谢谢你哦。"

20分钟以后。

护士(皮试结果阴性):"陈婆婆,请把手臂给我看一下。您的青霉素皮试结果是阴性,那您就可以用青霉素了。请您稍等,我去配药。"

护士(皮试结果阳性):"陈婆婆,您有什么不舒服吗? 您的青霉素皮试结果是阳性,所以您不能使用青霉素,而且您要记住以后千万别用青霉素! 我现在就去与医生联系,给您改换其他抗生素,我也会将您的情况记录在病历本上的,请您放心。"

患者:"谢谢你,你很仔细。"

护士:"不用客气,我应该的。"

📖 实践活动 6-3

案例

吴某,男性,56岁,初中文化,职员。因发作性心绞痛5年,复发3天入院。诊断:冠心病、心绞痛、高脂血症。入院评估阳性资料:情绪激动后出现心前区针刺样疼痛,并向背部放射,轻度胸闷,休息后有所缓解;紧张面容。患者有吸烟史,每日20支左右,已28年。体形偏肥胖,平时喜吃甜食。心电图示心肌缺血,心脏超声示左心室肥大。实验室检查示甘油三酯水平偏高。A型性格。治疗:生理盐水100 ml加刺五加100 mg静脉滴注每日1次,清栓酶1.5 U静脉滴注每日1次;口服硝酸异山梨酯10 mg每日3次,阿司匹林80 mg每日1次,卡托普利12.5 mg每日1次。一级护理,普食。

　　如果你是患者吴某的责任护士,针对患者吴某的病情,需要对其进行相关的健康教育。

思考:

　　1. 你设定的健康教育目标是什么?

　　2. 针对你设定的健康教育目标,你给患者安排哪些健康教育的内容?

　　3. 你会采用哪些健康教育的方法来达到本次健康教育的目的?

【评估】

　　1. 患者的病情及心理状态。

　　2. 患者的自理能力及配合程度。

　　3. 患者用药史、过敏史、目前所用药物与疾病的关系。

　　4. 患者的不良行为习惯。

　　5. 患者的文化水平及对新知识的学习能力。

　　6. 护士具备的健康教育的相关知识及技巧。

【计划】

　　1. 确定针对该患者的健康教育的目标。

　　2. 根据案例设计相关角色的行为表现及角色的组成(护士、患者吴某、观察员)。

　　3. 分析角色扮演需要投入的情感。

　　4. 明确观察员的任务并做好健康教育的相关知识准备。

　　5. 根据患者的具体情况及所要达到的目标,确定具体沟通内容,并列出提纲:①诱发冠心病的危险因素。②防治冠心病的五种措施,包括控制体重、适量运动、戒烟、低脂饮食、放松训练。③制订戒烟计划,并督促执行。④制订控制体重计划。⑤当前所用的5种药物的作用、不良反应及配合治疗的要点。⑥A型性格与冠心病的关系,控制情绪的方法。⑦一级护理卧床休息与疾病恢复的关系。

　　6. 根据健康教育的内容及患者对新知识的接受能力,选择合适的健康教育方法。

　　7. 选择合适的时间:根据患者的病情及入院的时间选择沟通时间,通常选择护患双方均感到方便的时间进行沟通。此外,应根据沟通的目的计划会谈时间的长短。

　　8. 护士准备:护士在沟通前要做好身体上和心理上的准备。护士应仪表端庄、态度和蔼可亲、言谈得体,让患者产生信任感。

　　9. 患者准备:提前通知患者沟通的时间,在患者身心条件良好的情况下进行沟通。

　　10. 环境准备:实训室(病房),环境安静、隐蔽、整洁。

　　11. 用物准备:冠心病健康教育资料、冠心病保健书籍。

【实施】

1. 以小组为单位进行角色扮演,每组 5～6 名学生,模拟护士对患者吴先生进行健康教育的过程。

1) 沟通开始阶段

(1) 有礼貌地称呼对方,使患者有相互平等、相互尊重的感觉。

(2) 主动介绍自己,告诉患者自己的姓名及职责范围,使患者产生信任感。

(3) 向患者说明沟通的目的、沟通大概所需要的时间。

(4) 营造无拘束的沟通气氛,建立信任和理解的气氛可减轻患者焦虑,有利于患者思想情感的自然表达。

(5) 帮助患者取适当的卧位。

2) 沟通进行阶段

(1) 护士根据沟通的目标及内容,应用交谈技巧。采用不同的技巧,如沉默、集中注意力、倾听等技巧以加强沟通的效果。注意非语言沟通,保持良好的仪态,与患者保持合适的距离及眼神接触。观察患者的表现,及时反馈。

(2) 护士要按原定目标引导谈话围绕主题进行。

(3) 尽可能创造和维持融洽气氛,使患者无顾忌地流露出真实思想和情感。

(4) 交谈中针对新发现的问题及时调整或改变原定的主题。

3) 沟通结束阶段

(1) 护士应根据实际情况和预期计划控制沟通时间,结束时不提新问题。

(2) 简单总结交流内容,核实记录的准确性。

(3) 对患者表示感谢,并安排患者休息。

2. 观察员认真观察扮演者的表演并记录、分析问题,进而提出对患者实施健康教育的建议。

3. 扮演者分享扮演中的情感体验和修正角色。

【实践反思】

1. 在几组同学的展示中,护士实施的健康教育是否恰当,是否取得了较好的沟通效果?

2. 在此次沟通实践中,护士运用了哪些健康教育的方法?

3. 对于此次实践,你的感受和体悟是什么?

【作业】

请归纳影响健康教育效果的相关因素,并举例谈谈其是如何影响健康教育效果的。

附:护士针对吴先生的不良习惯进行健康教育示例

患者吴先生输完液,准备休息。

护士:"吴先生,您好,液体已顺利输好了,手背痛吗?"

患者:"不痛。"

护士:"今天,您气色不错。入院以来,您心绞痛没有再发作了,是吧?"

患者:"好多了,谢谢你!医生说我以后要在饮食方面多加注意,你能告诉我都要注意些什么吗?"

护士:"好的,其实我今天就是想跟您聊一聊有关您的一些生活习惯的问题。比如说吸烟,您要注意慢慢减少,然后逐渐戒掉。烟中的尼古丁可以引起心脏的主要供血血管,就是冠状动脉发生痉挛,这会诱发心绞痛或心肌梗死。饮食方面要多注意少吃肥肉,多吃新鲜蔬菜,少吃荤菜,少吃甜食。您这个病跟您的生活习惯有密切关系,改变饮食习惯可以改善血脂水平。另外,心绞痛发作与情绪激动、过度紧张、劳累、过饱等因素有关,您还要注意劳逸结合,调整好情绪,避免大喜大悲。"

患者:"哦,是这样啊。那我的病与我们住房周围比较吵,休息不好有关吗?"

护士:"当然有关,环境因素也起到一定的作用。出院后能调整一下住房当然好,如果没有条件,也可以在房间里装上隔音的装置,这样会好一些。不过,调整自己的心态、心平气和,这也很重要。"

患者:"好,我了解了,我会注意的。"

护士:"以后要注意随身携带保健盒,可不能不当回事。如果病情突然发作,请您马上舌下含服保健盒内的药,一般会马上缓解的。"

患者:"是这个吗?"

护士:"对,记得服药的时候,把药含在舌头下面,不能咽下去,尽量保留唾液在舌下,这样会吸收得快点,起效也会快一些。"

患者:"我明白了,谢谢你这么有耐心地告诉我。"

护士:"应该的,没事。那现在,您来复述一下,看看都记住了没有?"

患者:"好,首先要戒烟,还要少吃肥肉……"

护士:"不错,基本都讲到了。那接下来,您一定要按照所说的去做,有什么不清楚的,随时来问我。我们聊了这么久,您一定累了吧。好了,先休息吧。明天我还会来跟您聊聊其他的问题。"

第三节　与特殊患者的沟通艺术

护士与特殊患者及家属的沟通包括护士与患儿及家长的沟通,护士与老年患者的沟通、护士与危重患者的沟通,护士与慢性病患者的沟通,护士与临终患者及家属的沟通,护士与传染病患者的沟通,护士与愤怒、抑郁、哭泣、感觉障碍等患者的沟通……护士要了解患儿、老年患者、危重病患者、慢性病患者、临终患者、传染病患者、愤怒患者、抑郁患者、哭泣患者、感觉障碍患者等的身心特点,运用沟通技巧与患者及家属进行有效沟通。以下阐述与特殊患者的沟通策略。

一、与愤怒患者的沟通技巧

面对愤怒的患者，护士应首先证实患者是否发怒；然后以语言或非语言行为，表示对患者的理解，再帮助患者分析发怒的原因。重视和满足愤怒患者解决问题的需要，引导患者通过合适的方式宣泄情感。

患者愤怒的原因有多种，常见的可能是患者知道自己患有某种严重的疾病，遭受身心痛苦，同时对治疗失去信心，因而通过发脾气的方式来宣泄自己的害怕、悲哀、焦虑或不安全感。面对这种患者，护士应清楚患者目前的状况，给予理解和及时疏导。

有些患者的表现比较过激，稍有不满意就会大发脾气，愤怒地指责别人，甚至会拒绝治疗护理、大声吵闹、拔掉输液器或者破坏护理仪器，或不断地要求护士立刻为其提供各种护理。在这种情况下，护士应保持冷静，不要被患者过激的言辞或行为激怒，更不要对患者采取任何个人的攻击性或指责性行为，护士应注意倾听，了解患者的感受及愤怒的原因，对患者所遇到的困难和问题及时给予理解性反应，并及时满足患者的正常需要，缓解患者的愤怒情绪，使患者的身心健康尽快恢复。

二、与抑郁患者的沟通技巧

抑郁患者常语速较慢，反应迟缓，觉得自己对家庭、社会没有价值，悲观失望，甚至有自杀倾向及行为。护士应以亲切而和蔼的态度提出一些简短的问题，并以实际行动使患者感受到来自医护人员真诚的关心。患者往往对疾病的治疗及对未来的生活失去信心，因而在治疗护理过程中，护士可通过积极关注来鼓励患者，同时对家属进行健康教育，使患者对治疗充满信心。

三、与哭泣患者的沟通技巧

患者哭泣时，最好能陪伴着他（除非他愿意独自待着），可以轻轻地安抚患者，待哭泣停止后用沟通技巧鼓励患者说出伤心的原因，可以鼓励患者及时表达自己的悲哀，也可以通过与患者家属的沟通来了解原因。允许患者通过独处、发泄、移情、沉默等来进行情感表达，护士应关心及支持患者，尽可能地陪伴患者，让患者及时调整悲哀心理，恢复平静。

四、与感知觉障碍患者的沟通技巧

对感觉障碍的患者，应予以个性化护理。对听力障碍者，讲话时应让患者看到护士的脸部和口型，并可用手势和脸部表情来加强信息的传递。对视力不佳的患者，在其走进或离开病房时都要提醒患者，并告知其护士的姓名，及时对对方所听到的声音做出解释，避免或减少非语言沟通。对语言障碍的患者，应尽量使用一些简短的句子，让患者可以用"是"、"不是"或"点头"来回答，给对方充分的时间，态度要缓和，不可过急，也可用文字进行交流。

感觉障碍患者往往有自卑感,也可表现为不愿与医护人员配合,不服从治疗,不与人讲话,不敢面对现实,失去对生活的信心。此时,护士可推荐患者阅读具有激励作用的人物事迹资料,以此作为鼓励;也可运用亲切的语言、适当的关怀,创造良好气氛,然后采用针对性、有效的方法努力进行有效的沟通,帮助患者重拾生活的信心,使患者能积极配合治疗与护理,争取早日重返社会。

实践活动 6-4

案例

普外科一病区 3 床患者张某,女,55 岁,因胃癌入院。经检查发现患者已是癌症晚期,无法进行手术。这几天张女士情绪暴躁,焦虑不安。上午护士给她静脉输液时,她因嫌护士技术不熟练而拒绝输液,吃午饭时又因嫌食物不合胃口而大发脾气,并且拒绝进食。

思考:

1. 张女士情绪暴躁的原因是什么?

2. 面对情绪失控的张女士,你作为她的责任护士,应如何处理?

【评估】

1. 患者的病情及心理状态。

2. 患者的自理能力及配合程度。

3. 患者用药史、过敏史、目前所用药物与疾病的关系。

4. 护士具备的心理护理的相关知识。

5. 护士具备的与愤怒患者相处的相关知识及技巧。

【计划】

1. 确定本次沟通要达到的目标。

2. 根据案例设计相关角色的行为表现及角色的组成(护士、患者张女士、观察员)。

3. 分析角色扮演需要投入的情感。

4. 明确观察员的任务并做好心理护理及面对特殊患者沟通的相关知识和技巧的准备。

5. 护士准备:在沟通前要做好身体上和心理上的准备。护士应仪表端庄,态度和蔼可亲,言谈得体,让患者产生信任感。

6. 患者准备:提前通知患者沟通的时间,使患者有心理准备。

7. 环境准备:实训室(病房),环境安静、隐蔽、整洁。

【实施】

1. 以小组为单位进行角色扮演,每组 5~6 名学生,模拟护士与患者进行有效沟通的情景,要求使患者的愤怒情绪消退,建立良好的护患关系:

(1) 协助患者取舒适、适宜的体位。

（2）倾听，保持镇静并让患者心平气和，适时给予回应。

（3）在冲突中避免防御、退缩或是过激的行为。

（4）护士保持语调低平，控制语速，慢慢地、轻柔地讲话（图6-4）。

（5）护士注意避免过度微笑和做出厌恶反应。

（6）患者愤怒过后会停顿片刻，此时护士应尽量使患者愤怒情绪逐渐消退。

（7）取得患者的信任，同患者一起解决问题。

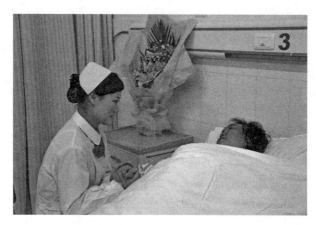

图6-4　与焦虑、愤怒患者的沟通

（8）护士用清晰、自信的语言来表述可能解决问题的方法。

（9）如果患者不能控制自己的愤怒，或护士存在身体受伤的危险时，护士应寻求可能的帮助。

2. 观察员认真观察扮演者的表演，并记录、分析问题，进而提出对护患沟通的建议。

3. 扮演者分享扮演中的情感体验和修正角色。

【实践反思】

1. 在几组同学的展示中，护士是否成功消除了患者的愤怒情绪？

2. 成功消除患者愤怒情绪的小组，他们成功在哪里？是否可以再改进？依据是什么？

3. 面对愤怒患者，在几组同学的展示中，他们运用了什么沟通策略？哪些沟通策略是有效的？哪些是相对效果比较差的？

4. 对于此次实践，你的感受和体悟是什么？

【作业】

面对抑郁的患者、哭泣的患者、临终患者，请创设沟通情景，具体谈谈护士要如何运用沟通技巧与其沟通。

（瞿晓萍）

文 化 修 养

1. 能通过理论知识的学习了解护理文化、多元文化、文化休克的定义。

2. 能通过广泛阅读文化类、护理类的资料,深刻理解文化与护理的关系,掌握文化护理的要素和功能。

3. 能通过案例讨论和分析帮助患者适应医院的文化环境。

4. 能运用多元文化护理理论帮助患者获得良好的就医体验。

第一节　护 理 文 化

一、文化

(一) 文化的定义

文化(culture)是人类实践活动的产物,在社会的活动中积淀、形成和发展。文化是非常广泛和具有人文意味的概念。目前公认的定义:文化是在某一特定群体或社会的生活中形成的,并为其成员所共有的生存方式的总和,包括价值观、语言、知识、信仰、艺术、法律、风俗习惯、风尚、生活态度及行为准则,以及相应的物质表现形式。

"文化"在广义上是指人类社会历史实践过程中所创造的物质和精神财富的总和;在狭义上一般泛指科学知识。文化是一个含义极广的概念,其内涵和外延的不确定性导致对这一概念所下的定义模糊。文化虽然看似包罗万象,但是正如很多专家所认为的那样,大致可归纳出三个方面的含义,即观念形态、精神产品、生活方式,包括人们的世界观、思维方式、宗教信仰、心理特征、价值观念、道德标准、认知能力,以及从形式上看是物质的东西,但透过物质形式能反映人们观念上的差异和变化的一切精神的物化产品。此外,"文化"也包括人们的家庭生活、社会生活等诸多方面的内容。

（二）文化的分类

1. 根据文化现象的不同特点分类

（1）硬文化：是指文化中看得见、摸得着的部分，如物质财富。硬文化是文化的物质外壳，即文化的表层结构。在文化的冲突中，相对来说文化的表层结构较易随着冲突而改变自身。

（2）软文化：是指活动方式与精神产品，是文化的深层结构。在文化的冲突中，相对来说文化的深层结构则不易在冲突中改变，而最难改变的是深层结构中的"心理沉淀"部分。

2. 根据文化的地位分类

（1）主流文化：是统治阶层和主流社会所倡导的文化，代表了社会主要的发展方向。

（2）支流文化：当一个社会的某一群体形成一种既包括主流文化的某些特征，又包括一些其他群体所不具备的文化要素的生活方式时，所形成的文化即为支流文化。支流文化是仅为社会上一部分成员所接受的或为某一社会群体所特有的文化。支流文化一般不与主流文化相抵触或对抗。

3. 根据文化的固有性质及其与社会的关系分类　可将文化分为专业文化和社会文化。

4. 根据文化的功能属性分类　可将文化分为器物文化、制度文化、信息文化和人本文化。

（三）文化的功能

1. 文化是社会或民族相互区分的标志　在不同国家、民族或群体之间，文化表现出来的本质区别要比肤色、地域、疆界等深刻得多。

2. 文化使社会有了系统的行为规范　文化使一个社会的行为规范、观念更为系统化。文化能解释一个社会的全部价值观和规范体系，如风俗、道德、法律、价值观念等。

3. 文化使社会团结有了重要的基础　文化使社会形成一个整体，这也称为文化的整合功能。社会上的各种文化机构都从不同的侧面维持着社会的团结和安定。

4. 文化塑造了社会的人　没有人出生时就带有特定的文化特色，但可以通过学习文化，掌握生活技能、形成独特的自我观念和扮演社会角色，并传递社会文化。

二、医院文化

（一）医院文化的内涵

医院文化是整个社会大文化中的亚文化，是带有鲜明行业特点的文化。中国"医院文化"一词的出现较晚，于 20 世纪 80 年代中期，企业文化进入论坛之初，医院文化的概念也"才露尖尖角"，其代表性的定义之一为"医院文化就是医院作为一个特殊的社会组织，在一定民族文化传统中逐步形成的，具有本院特色的基本信念、价值观念、道德规范、规章制度、生活方式、人文环境，以及与此相适应的思维方式和行为方式的总和"。一般来说，医院文化包含三个层次的内容：表层次的医院物质文化、中层次的医院制度文化及最高层次的医院精神文化。其中物质文化是最直接最基础的文化，是医院文化建设的基石；制度文化是文化建设的延伸,是文化建设深入发展的关键;而最高层次的精神文化的形成则是医院文化发展的最终目标,精神文化体现了一个医院的整体实力和精神风貌,其在每一位职工的心中形成特有的精神烙印,并由此推动全院职工为相同的医院发展目标奋斗前进。健康的医院文化不仅能够缓解医患矛盾、加快和谐医院及和谐社会的建设步伐,还能够在满足人们日益增长的健康需求的基础上树立医院的品牌形象、改革医院管理的手段、推动医院可持续发展的不断深入。健康的医院文化还具有提高医院核心竞争力和全院职工凝聚力的功能。反之,不健康的医院文化则会加重患者负担,破坏医院良好形象。

(二) 医院文化建设现状分析

文化拥有极为强大的凝聚力,对于国家、民族如此,对于医院来说同样如此。一直以来大部分医院比较关注外部硬件建设,扩大医院建设规模,积极购置各类医疗设备,而对于医院核心价值的传播、医院先进文化的建设重视不足。现阶段存在的主要问题在于文化建设工作流于形式,相关制度并未得到贯彻落实,文化建设工作的执行力不强,医院文化不能深入人心。另外,一些医院并未借助于先进文化的内在作用来营造出一个具有社会评价指标的舆论环境,不能充分借助于医院文化的功能来提升医疗服务水平,部分医务工作者受到社会中不良思想的影响,出现了一些有悖于职业道德的行为。

(三) 医院文化建设的对策

医院文化建设能够提高医院的核心竞争力。目前,关于医院文化建设的框架没有确切理论。有部分学者提出从四个维度来加强医院文化建设:在现代医院管理体制的背景下加强文化建设;加强医院服务质量控制;将医院精神、改善医德医风等工作与文化建设相结合;将文化建设与改善医疗服务态度、构建和谐医患关系相联系等。有学者创新性提议从教育部门、卫生部门和医院等三个立场来加强医院的文化建设。教育部门应加强医学生人文素质教育,教师在授课过程中要注意言传身教,结合新形势采取多种多样的载体向医学生传授人文知识;卫生部门则应重新合理配置医疗卫生资源,与其他部门加强联合,采取积极措施惩治对医院夸张的负面报道,切实保护医务工作者的合法权益;医院则应从理念上重视医院人文精神的建设,建立以人为本为核心的新型医院文化。

三、护理文化

(一) 护理文化概念

护理文化即护理组织在特定的护理环境下,逐渐形成的共同价值观、基本信念、行为准则、自身形象及与之相对应的制度载体的总和。亦有学者提出护理文化是护理人员在长期的护理实践活动中形成的能约束自己思想和行为、凝聚其归属感的共同理想信念、价值观念、传统习惯、道德规范和行为准则等精神因素的总和,其核心是组成共同的价值观。护理文化作为医院文化的重要组成部分,反映和代表了护理人员的护理思想、价值标准、伦理道德和行为准则及文化素质。护理文化的实质是一种以调动医院护士的积极性和与创造性为中心的新的护理管理模式,其根本要求就是求新、求变、追求卓越,使创新成为增强护理竞争力的根本。医院护理文化随着时代的变迁而不断发展,护理要适应和满足人们的健康需求,就必须使自己的服务不断更新发展,跟上时代前进的步伐。

(二) 护理文化内涵与结构

护理文化包含精神文化、形象文化、制度文化、服务文化、环境文化。概括来讲,它包括表层的物质文化、中层的制度文化和深层的精神文化。

1. 表层物质文化 护理文化是由护理人员为护理服务所创造的一种以物质形态为主的表层文化,包括护士形象、护理器具与护理环境。

(1) 护士形象:包括护士礼仪与语言行为规范等。护理人员追求的职业形象是技术上精益求精,服务上至善至美,信用上真诚可靠。护理人员崇高的职业道德、规范的行为、文明的语言使护士形象表现出内在美与外在美的和谐统一。浅层行为文化建立在物质文化基础之上,是护理人员在制度文化的约束下、精神文化的引导下,将医院价值观融入日常工作之中所表现出来的职业操守。

(2) 护理器具:护士在护理工作中为提高护理质量,不断创造或应用于临床的先进器械与设施。如床旁洗头车,借助其不但可为患者提供舒适的床上洗头服务,而且可提高护理工作的效率和质量。更新护理设备,如将治疗车的轮子全部换成塑胶的,则可使病区从此没有车轮发出的噪声。气垫床、硅胶面罩等先进的护理器具减轻了患者的痛苦,丰富了护理服务的内涵,显示了护理物质文化的独特功能。

(3) 护理环境:护理人员创造清洁、安静、舒适、安全的环境,有利于患者的休养与康复。建立健康宣传栏、发放健康教育资料,在儿科病房张贴可爱的卡通人物,为患者设计色调柔和、设施齐全的病房,为患者营造良好的文化氛围,可缓解患者住院期间的紧张与焦虑。

2. 中层制度文化 主要是指护理人员的职业规范,如各项护理工作制度和操作规程、职业纪律、奖惩办法等。

3. 深层精神文化 主要是指护理人员的职业道德和专业理念,如以患者为中心的服务理念、整体护理理念、护理质量观念等。物质作为护理文化的载体,也随着时代进步不断发展,护理器具随着人文关怀要求的提升不断改进和创新。

护理文化建设归根结底还要使医院价值观被广大护理人员认同,并在他们的服务行为中充分体现,这样才能发挥其对医院发展的推动作用。引导护理人员在日常服务工作中关注患者及其需求是进行护理创新和改进服务的重要途径。

(三) 护理文化的要素

1. 患者安全文化 保护患者安全是医疗质量的关键内容之一。卫生保健机构在不断努力改进的过程中越来越认识到建设安全文化的重要性。患者安全文化的定义是避免和预防患者在接受医疗服务过程中受到任何意外伤害。患者安全受多方面因素的影响,应采取相应措施积极应对。

(1) 重视患者安全,并采取积极的行动保护患者安全。领导支持及管理者促进安全的期望和行动是患者安全文化的重要组成部分。

（2）建立非惩罚性不良事件报告制度。研究表明，不良事件的发生与系统有关，应及时对系统进行调整，而不是惩罚个人。美国医学研究所的研究表明，构建更安全的医疗卫生体系最大的困难是改变目前的惩罚性文化，即应重点针对不良事件分析"系统"和"流程"中的漏洞，进一步完善系统，而不是惩罚当事的个人。

（3）形成良好的团队合作及有效的信息沟通。团队合作能有效提高患者安全的水平，有效的信息交流与资源共享是构建患者安全文化的重要因素。此外，应鼓励患者与患者家属参与到沟通与交流当中，并成为保障患者安全的有效助力。

（4）注重教育与培训。系统的学习和培训可不断提高护理人员对安全文化的认识，在发现错误和问题后，集中学习和培训可以有效减少类似问题的出现。

2. 前瞻性的管理文化　前瞻性护理质量管理的基本思路是"前瞻为本，质控前移，监控系统，非惩保底"。前瞻性质量管理坚持预防为主的指导思想，建立系统安全文化，从文化、制度、思维、操作层面建立和创造条件和环境，使管理者由终末监控的模式转变为对系统安全性的监控、前瞻性干预及为临床护士提供指导、指引、培训的管理模式。

3. 组织学习与持续改进文化　学习型组织的创建人彼得·圣吉（Peter Senge）认为，学习型文化观念应在工作目标等方面都有所创新。学习型文化意味着营造一个增强护理人员对知识的渴求，确保知识得到持续的应用、扩散和创造的护理环境。人类社会经历了农业经济时代和工业经济时代，现已进入知识经济时代，整个社会发生了巨大的变革。建立学习型组织，推行系统思考的模式，创造多元的护理文化，通过持续教育不断提高护士的服务能力、对患者需求的反应能力、对特殊情况的应急处理能力，促进护理专业的持续改进，是当代护理文化发展的必然要求。

4. 积极的环境文化　营造良好的诊疗环境对稳定患者情绪、促进患者康复有重要的意义。良好的工作环境也是改善医疗秩序、提高工作效率的基本条件。现代护理管理提倡应用"五常法"管理环境。"五常法"包括：常组织，把不需要的东西弃置或回仓；常整顿，30秒内可找到药物和仪器；常清洁，个人有清洁和预防感染的责任；常规范，仪器和物品的储存方法和透明度；常自律，每天运用"五常法"。为护士建立安全的工作系统、营造和谐的工作氛围，如建立技术规范、工作指引，引导有效的信息交流、分享，都能提高护理安全的水平。

（四）护理文化的功能

1. 导向功能　护理文化对护理人员行为具有导向的功能。它主要体现在规定护理行为的价值取向，明确护理的行动目标，确立护理的规章制度和行为方式。它能通过制度、道德规范约束护理人员的言行。护理文化的核心内容是形成全体护理人员共同的价值观，护理文化决定着护理人员的行为取向，引导护理人员为护理事业的发展而自觉地努力。

2. 激励功能　优秀的护理文化能为护理人员创造一种良好的就业环境与氛围，护士与患者的价值都受到尊重，每个人的贡献都得到肯定。护理文化能实现人尽其才、与人为善、激情投入、恪尽职守、不断创新、追求卓越的理念，这些理念融入护理工作的每一个环节,体现着护理工作的价值与理想。护理文化的激励作用是持久的,是护理人员成本最低、最有效率的动力。

3. 协调功能 良好的护理文化能促进护理工作的顺利推展,其倡导在医院文化的背景下,与其他各专业、各部门保持和谐一致,通过磋商与沟通,解决问题和主动承担责任,强调双赢思考、系统思考,以先进的文化理念与实践,培育一支技术过硬、人性丰满的护理团队。

📖 实践活动 7-1

案例

李护士周二晚上值小夜班。当天有 3 位手术患者,其中 23 床张姓患者肝脏手术后回到病房已经是深夜 11 点钟了,李护士忙得不可开交。王医生开了临时医嘱给张姓患者抗生素罗氏芬 2g 静脉注射。从夜间药房领药后,李护士开始配药准备给张姓患者用。正在这时,听见外面有一个家属大声呼唤护士,似乎发生了什么,李护士立刻前去查看,发现 12 床的患者在上厕所时滑倒在厕所里,等到李护士处理完后已经 10 分钟过去了。当她回到治疗室发现前面抽吸抗生素的针筒掉到了地上,李护士面对已经掉在地上的针筒,心里想这支药我可不可以给患者用啊? 如果弃之不用换新的一瓶,根据规章制度可能自己要赔钱。思索一秒钟,李护士将已经掉在地上的药处理掉,重新到药房借用了 2g 罗氏芬,正规无菌操作配置后给张姓患者用。次日早交班时向护士长详细汇报事件经过,按照规章制度处理。

思考:

1. 你认同李护士的做法吗? 为什么?

2. 请分析李护士的行为对应护理文化中哪些要素?

【评估】

1. 护士面对该类问题的心理困惑。

2. 护士应具备的护理文化素养。

【计划】

1. 讨论护理文化对患者就医体验的影响。

2. 分析护理文化对提高护理质量的积极意义。

3. 探讨护理文化的内涵。

【实施】

1. 学生 5~6 人为一组,分享自己对案例中李护士行为的思考,主要从护理文化的内涵出发,分析价值观念、传统习惯、道德规范、行为准则对护士职业行为的影响。

2. 观察员观察演讲者的各种表现。

3. 演讲者分享在收集各种素材过程中的所感所悟。

【实践反思】

1. 哪些因素会影响到医院护理文化的建设？

2. 你觉得如何从自我做起，为患者提供良好的就医体验，构建良好的护理文化氛围？

【作业】

护理文化包含表层的物质文化、中层的制度文化和深层的精神文化三方面，请结合医院护理文化建设具体要求，细化每个层次文化的建设内容。

拓展 学习

磁性医院

磁性医院的概念由美国学者麦克卢尔（McClure）等在 1981 年提出并于 1983 年公布，指在护士严重短缺的状况下仍然能像磁铁一样吸引专业护士的加入，降低护士的离职率，拥有高质量的护理人员队伍，提供优质的护理服务的医院。

麦克卢尔等提出 14 条磁性标准，具体包括：①护理管理质量；②组织结构；③管理结构；④人事政策和计划；⑤护理模式；⑥护理质量；⑦质量提高；⑧咨询和资源；⑨自主权；⑩社区护理；⑪护士也是教师；⑫护理形象；⑬交叉学科关系；⑭护理专业发展。

后来克雷默（Kramer）和施马伦贝伊（Schmalenbei）提出 8 条磁性要素：①有能力的临床护士；②好的医患关系和沟通交流；③护士的自主权和责任心；④护理管理的支持；⑤护理服务和护理服务环境的控制管理；⑥护理教育的支持；⑦足够数量的护士；⑧患者至上的埋念。（摘自：http://www.sohu.com/a/232938548_100142774）

思考：

1. 查阅"磁性医院"相关资料，概括你对磁性医院的认识。

2. 创建磁性医院与医院护理文化建设有什么联系？

3. 什么样的医院能吸引你的加入？

第二节　多元文化护理

一、多元文化护理产生背景

随着外籍人员来华人数的增多和我国从农村到城市、从内地到沿海的流动人数的增多，为不同国籍、不同民族、不同地域、不同宗教信仰等的患者提供与其文化背景相一致的护理成为一种趋势。20 世纪 60 年代，美国护士学会会员莱宁格首先将跨文化护理理论引入护理学中。她在民族文化研究中，结合护理专业观察分析了不同民族的传统看护和健康、疾病、信念、价值观的差异性,从而提出了"日出"模式护理。她认为护理不应是一个固定的模式、一个相对的框架,而是护士在面对不同民族、不同国度、不同语言与风格、不同宗教信仰、不同风俗习惯、不同生活方式等不同文化背景的人们时,既为其提供适合共性需要的护理服务,还为其提供能适应个体文化背景需要的特殊性护理服务。她提出跨文化护理理论的目的是发现、分析和解释基于不同或相同的文化基础上的照护因素对个体或群体的健康、疾病或死亡的影响,促进和提高护理实践水平。

二、跨文化护理概念

多元文化护理通过文化环境和文化要素来影响服务对象的心理,使其能处于良好的心理状态,有利于疾病康复。其本质是满足不同文化背景下患者的生理、社会、心理、文化的需求,将民族文化、传统文化、饮食文化、现代文化等各种文化渗透到护理过程中,制订护理计划、实施护理程序,缓解文化对患者的冲击。20世纪80年代,美国国家护理联盟、美国护士协会、美国护理院校联合会等建议在课程中加入跨文化护理内容。2008年,美国护理院校联合会已将跨文化护理教育列入本科护生的基本教育内容中,更加强调文化照护能力是大学护理学教育必不可少的一部分,且美国护理院校联合会对护理本科生提出了5个文化能力的要求:①将所学到的影响护理实践的社会文化知识运用到临床工作中;②运用相关数据和最佳证据为患者提供与其文化背景相一致的护理;③促进为不同文化背景人群提供优质护理结果的实现;④倡导社会公正,包括承诺致力于保护和重视弱势人群的健康状况并消除健康差异;⑤持续培养文化能力。

📖 实践活动 7-2

案例

患者徐某,男,62岁,浙江人,在上海居住8年,退休1年,在家照看孙女。因"胸痛持续1小时不能缓解"来院检查。心电图提示急性心肌梗死。临床化验显示肌酸磷酸激酶同工酶、高敏肌钙蛋白、肌红蛋白3项指标异常。患者既往有高血压史。入院后急诊行经皮冠状动脉介入治疗,术中植入支架2个。出院时查体:两肺呼吸音清,心界正常,心功能分级:Ⅱ级。患者出院后,因担心拜阿司匹林口服药会诱发胃溃疡出血,有漏服药现象;因家中事多,不能按时服药;患者及家属不能正确地使用台式血压计测量血压。

社会心理资料:患者是汉族人,信仰佛教,每日晨起念经半小时后进餐,初一、十五、佛教重大纪念日都会前往寺庙焚香膜拜;定时与香客聚会诵经;生活规律、食素食。退休后参加"中老年合唱团",连续2年随团前往"维也纳金色大厅"演出比赛,平时还喜欢跳舞。患者目前担忧疾病的预后,担心自己能否继续参加合唱团、能否随团出国演出、能否继续照看孙女,认为得到神灵的保佑再加上中药调理、饮食控制等就会促进康复,减少复发。

思考:

    1. 该患者的宗教信仰带给他的影响有哪些?

    2. 如何从他的文化背景出发,提供高质量的护理服务?

【评估】

1. 按照"日出模式"评估患者在世界观、文化和社会结构层,服务对象健康状况层,健康系统层,护理照顾决策和行为层4个层次上的需求。

2. 按照多元文化护理理念,护士应该具备的素养和能力。

【计划】

1. 提出对该名患者提供多元文化护理期望达成的目标。

2. 理解不同文化背景下患者需求差异,了解多元文化护理模式,查阅佛教相关知识。

3. 根据场景设计角色组成,如护士、门诊护士长、医生、患者、家属、观察员。

4. 创造适宜的病室环境,根据情景需要准备相应的空间和设备。

【实施】

1. 小组成员通过幻灯片方式分享根据"日出模式"对患者在4个层次上的评估要点。

2. 小组成员通过幻灯片方式介绍针对该名患者提出的健康照护计划。

3. 小组成员选择其中一个或几个患者的需求,为其提供高质量的护理服务。

4. 观察员观察表演者的各种表现。

5. 表演者分享在收集各种素材过程中的所感所悟。

6. 师生共同评价,讨论与不同文化背景患者的沟通艺术。

【实践反思】

1. 在不同文化背景下,哪些因素会影响到患者的被照护体验?

2. 如何运用多元文化护理策略满足患者的需求?

【作业】

你觉得如何从自我做起提高患者的就医体验,构建良好的护理文化氛围?

附:莱宁格多元文化护理理论(日出模式)的应用

患者玛丽亚(Maria),女,45岁,大学本科毕业,伊朗人,信仰伊斯兰教。患者随丈夫前来上海生活已2年,3年前被诊断为"左侧卵巢癌"并手术治疗,已接受多次化疗,本次以"卵巢癌术后化疗"收治入院。患者夫妻感情很好,丈夫是上海一家跨国公司的高管,能听懂少许中文,主要用英文交流。患者本人不懂中文,只能用英文交流,所有医疗决策都要由其丈夫确认,但其丈夫工作繁忙,患者有一位每日陪伴的女性朋友中文流利。患者要求女医生为其做身体检查,比较注重形象,每日收拾整洁,戴有假发套,用头巾包住头和脸。患者的家属和朋友非常关心她,每日都有3~5人早晚相陪。患者不食医院饮食,要求饮食自理,待人友好。患者每日行5次祷告,非常注重清洁卫生。患者虽知道一些疾病知识和有化疗经历,但还是担心不能承受本次化疗的不良反应,而且此次胃肠道反应比较大,恶心呕吐频繁,食欲较差,发生了口腔溃疡。

【评估】

1. 世界观、文化与社会结构层

(1)宗教和哲学:患者为伊朗国籍,信仰伊斯兰教,注重形象,待人友好。

(2)亲缘与社会:患者丈夫是一家跨国公司的高管,在此生活已有2年,丈夫和她感情非常好。患者在上海有家属和朋友,并且对她非常关心,帮助也非常大,经常来探望陪伴她,有3~5位特别要好的朋友日夜陪伴患者。

(3)文化价值和生活方式:患者信仰伊斯兰教,非常虔诚,每天行5次祷告,关注身体清洁,饮食自理,为穆斯林清真饮食。

(4)经济水平:丈夫收入较高。

(5)教育水平:大学本科。

(6)语言及沟通:主要用英文交流,有位经常陪伴患者的女性朋友中文流利。

(7)民俗及特殊的护理照护需求:穆斯林女性不能让男医生为其进行身体检查。护理也必须是由最亲密的家人或女性实施。有重大的治疗决策及病情进展必须告知其丈夫,由他负责做决定。

2. 服务对象健康状况层

(1)服务对象:个体。

(2)健康状况:卵巢癌术后化疗,患者身体比较弱;化疗后恶心呕吐,食欲差,出现口腔溃疡。

(3)对照顾方式与表达方面的期望:担心本次化疗不良反应大;希望自理饮食;需要朋友陪伴等。

3. 健康系统层

(1)一般照顾系统:每日完成祷告、清洁等宗教义务可保持其圣洁,得到安拉的护佑;有良好的社会支持系统。

(2)护理照顾系统:护士注重结合文化需要给予其护理人文关怀。

(3)专业照顾系统:由医生和其他保健人员组成,实施药物治疗等。患者希望得到护理人员的支持、帮助、指导和教育,顺利完成本次化疗。

【护理照顾决策及其实施】

1. 特殊饮食需求　文化照顾保存:给患者及其亲友做好饮食健康教育,在其了解饮食要求及禁忌的情况下,允许其自理饮食。

2. 特殊隐私保护

(1) 文化照顾保存:安排女医生和女护士为其进行检查和护理。每次进患者的房间前必须敲门,让其有时间做准备,防止其未戴头巾或衣衫不整时被外人看见,因为伊斯兰教要求女性在外人面前必须包头巾及穿戴整齐。

(2) 文化照顾协商:如果为患者做某些检查只有男医生时,应与患者及亲友做好充分沟通,得到其允许时方可进行,同时必须有女护士或亲友陪伴。

3. 宗教祷告与护理时间冲突

(1) 文化照顾保存:尊重患者每日行 5 次祷告的宗教信仰,并为患者提供所需要的协助,对于患者的宗教祷告物品要非常尊重,不能随意挪动,或是将其他物品堆放在上面。如情况允许,避免治疗操作时间和其祷告时间冲突。

(2) 文化照顾协商:如果有些治疗检查和患者祷告时间冲突,则必须提前与患者沟通,得到患者的理解和认可,方可实施。

4. 特殊的身体清洁需求

(1) 文化照顾保存:协助患者完成每日祷告前的大、小净,保持患者的身体洁净,为其及时更换污染的床单位及衣裤,保持其病房环境的整洁,对于患者可能出现的情况,及时告知医生并积极治疗。

(2) 文化照顾协商:患者如身体虚弱无法下床进行身体清洁,应与患者协商,让其采用替代方式。

5. 沟通障碍

(1) 文化照顾保存:安排英文好的护士护理患者,与患者多沟通,及时了解患者的需求。

(2) 文化照顾协商:医护人员应该注意,对于一些重大的医疗决策和病情变化,首先告知其丈夫,因为患者需要其丈夫做出决定,但在联系不到其丈夫时,希望能由患者自己做决定。

6. 自我形象紊乱

(1) 文化照顾保存:患者注重形象,伊斯兰教要求女性用头巾包头,这有助于维持形象。

(2) 文化照顾协商:告知患者将头发剪短,减少梳头时对头发的牵拉,整理头发时动作要轻柔,不要使用染发剂、发胶或烫发。

7. 组织完整性受损　文化照顾协商:患者有良好的卫生习惯,可让患者每天饭后刷牙,使用软毛牙刷,每次刷牙后用温盐水漱口,疼痛严重时可含些碎冰减轻疼痛。

8. 有感染的危险

(1) 文化照顾保存:患者非常注意清洁,让患者勤洗手,避免接触污物。

(2) 文化照顾协商:请患者及家属知晓患者目前情况不宜过多人员陪护或探视,每天 3~5 人的陪护不利于患者的保护性隔离。因此与其协商,请其减少并固定好陪护人员,避免外源性感染源的带入。

【评价】

  1. 玛丽亚的文化照顾期望是否得到满足。

  2. 玛丽亚的饮食、隐私、祷告、沟通、身体清洁等方面的文化照顾需求是否得到满足。

  3. 玛丽亚是否顺利完成本次化疗。

（曹文婷　唐庆蓉）

临 床 思 维

第一节　临床思维训练

我国的医学教育体系于 19 世纪西方医学引入后逐步建立。随着疾病谱、死亡谱的改变以及新健康观念的形成,医学模式从传统的生物医学模式向生物-心理-社会医学模式转变,这种转变促使医学教育不断进行改革。医学教育的目的是培养学生成为独立从事临床工作的合格医护人员,医学教育培养的重点是医学生的临床思维和临床技能。学生只有掌握了科学的临床思维方法,才能适应不断变化的临床工作。

一、思维

思维涉及医学、教育学、社会学、经济学等多个学科。心理学上认为思维是智力的核心,主要表现为能够深入思考问题,善于总结和归纳,可以透过事物的现象看到本质,全面、灵活地认识和解决问题。有人认为思维是分析综合的过程,具有概括性、间接性、逻辑性、目的性(或问题性)、层次性、生产性等特点,可以对事物进行抽象化、概括、归类、比较、系统化和具体化。

二、临床思维

(一) 临床思维的概念

有学者认为,临床思维是运用医学科学、其他自然科学、人文社会科学的知识,以患者为中心通过充分的沟通与交流,进行病史采集、体格检查和必要的实验室检查,得到第一手资料,借助所有可利用的最佳证据和信息,结合患者的家庭与人文背景,将多方面信息进行批判性的分析、综合、类比、判断和鉴别,形成诊断、治疗、康复和预防的个性化方案并予以执行和修正的思维活动过程。

(二) 临床思维的内涵

临床思维在许多研究中被认为是系统思维、逻辑思维、循证思维、网络思维、想象思维、评判性思维、横向思维、纵向思维等的综合体。有学者研究后初步提出,临床思维能力的内涵包括批判性思维、系统思维、逻辑思维、循证思维、逆向思维。

1. 批判性思维(critical thinking, CT) 既是一种思维过程,又是一种能力素质,使个体在复杂的情境中能灵活地运用已有的知识和经验,对问题及其解决方法进行选择、识别、假设,在反思基础上分析、推理,作出合理判断和正确取舍的高级思维方法及形式。全球医学教育最基本要求(global minimum essential requirements in medical education, GMER)规定批判性思维是医学生应该具备的基本能力之一。

2. 系统思维 最初在《易经》中被提出,是一种逻辑抽象能力。系统思维有别于创造性思维或形象思维等本能思维,是以系统论为基本模式的思维形态,是对事物的整体把握,能简化人们对事物的认知。系统思维的特点为整体性、结构性、立体性、动态性、综合性。其中整体性存在于系统思维过程的始终。

3. 逻辑思维 是人们在认识过程中借助于概念、判断、推理反映现实的过程,是用科学的抽象概念、范畴揭示事物的本质,表达认识现实的结果。其中包括概念、判断、推理等思维形式和比较、分析、综合、抽象、概括等方法。医学生应学会应用归纳、类比、演绎等推理方法。意大利萨莱诺创建的西方最早的医科大学的条例中就有这样的规定:除非学生们先前已经在逻辑方面打好了基础,否则就不能期望他们去学习医学科学。条例规定"若不事先学三年逻辑,就不得学习医学"。可见早就有人对医学工作者逻辑思维能力培养的重要性有深刻的认识。临床思维是建立在逻辑思维基础之上的思维方法。逻辑思维的掌握程度反映着临床思维的水平,反映着认识疾病的水平。

4. 循证思维 在循证医学的不断发展中体现出来,国外高等医学教育较早地在实践中探索了循证思维。循证医学相较于传统医学更为理性。循证医学不盲从经验,也不完全排除经验,它通过系统观察获得临床经验,并依照系统、严谨的研究和医学理论指导医疗实践。获取证据、创造证据、评价证据、应用证据、完善更新证据是一个永无止境的循环过程。在临床见习教学中,应注意运用此循环过程,培养学生的循证思维,培养学生养成独立思考的习惯、不盲目迷信"权威的"观点。教师应鼓励学生在遇到临床实际问题时查阅国内外有价值的文献,指导学生阅读不同层次和类型的医学期刊和浏览有关医学网站,依据标准取舍信息,使学生掌握科学的临床思维方法。

5. 逆向思维 即反其道而行之。对一些诊疗效果不佳、检验结果与临床表现不相符等情况,引导学生进行深入分析查找原因,从反方向进行思考,往往能激发医学生的学习兴趣及提高其处理临床问题的能力,提高其临床思维能力。

(三) 临床思维能力的培养

临床思维能力是多种思维能力的集合体。应在对其概念体系研究的基础上，在根源处加强对医学生临床思维能力的培养，从课堂到临床采用不同的方法，多种方法相结合以培养医学生的临床思维。在学校内开展以问题为基础的教学方法 (problem based learning, PBL)、案例教学法 (case based study, CBS)、模拟临床思维教学法、增设人文社科类定式课程等。在临床实习、工作中开展病例讨论、教学查房和床边教学、临床小讲课和专家讲座、病历书写训练等。

1. **以问题为基础的教学方法**　是培养医学生临床思维能力的一种重要方法，目的是培养学生发现问题、分析问题并解决问题的能力。其由美国神经病学教授巴罗斯 (Barrows) 于 1969 年在加拿大汉密尔顿的麦克马斯特大学 (McMaster University) 首创，打破了传统的医学教学模式，在西方取得了良好的教学效果，是西方主流教学模式之一。据 1991 年《美国医学会杂志》(JAMA) 调查，北美有 100 所以上的医学院已采用此教学法。其目前已成为国际上流行的一种教学方法，普遍应用于医学教育中。以问题为基础的教学方法通常由 6～8 名同学及 1 位导师组成，学生是主体，导师是学生学习的促进者。学生围绕一个问题中包含的核心知识展开推理和分析，经过"提出问题—搜集资料—讨论问题—解答问题—汇总分析"的过程获取医学知识。这样可提高医学生多角度思考问题的能力，启迪智慧，促进交流，共同提高，有效合作。

2. **案例教学法**　由美国商学院在 20 世纪初倡导，是教师根据教学目标要求，提供一个典型案例，让学生置身于一个特定的教学情景之中，然后学生在教师的指导下，借助案例中的信息，运用所掌握的基本理论去分析、解决问题的一种教学方法。学生在学习过程中应用案例进行学习，可激发学习兴趣，培养创新、逻辑思维。目前，世界高等医学教育的改革趋势之一就是让学生早期接触临床，在临床医学教育过程中加强对医学生实践能力的培养。案例教学是对临床实践活动的真实模拟，它以案例为先导的教学原则，有助于培养学生的临床思维能力。

3. **模拟临床思维教学法**　始于 20 世纪 70 年代，在发达国家已得到广泛推广应用。模拟临床思维教学法要求学生在对教材知识掌握的基础上，在课堂上模拟临床处理疾病的过程。其可培养学生综合运用基础知识来分析解决临床问题的能力，从而可培养学生的临床思维能力。模拟临床思维教学法有两种形式的技术，模拟患者技术和以计算机为基础的临床病例模拟技术。

4. **增设人文社科类课程**　增设人文社科类课程，包括政治理论及文学、历史、艺术、自然辩证法课程，向医学生介绍一些医学领域的哲学问题。培养学生的批判性思维、全面思维、创新思维。这样有助于学生突破思维定式，获得启发，提高专业学习的效果。

5. **病例讨论**　是一种难度很大的临床思维训练，能提高医学生的临床思维能力，已经被国内外众多研究及实践所证实。学生在病例讨论前，应对病例特点、诊断及鉴别诊断、进一步要做的辅助检查、有无手术适应证、初步处理及手术方法等方面做好书面准备。在讨论中以学生发言为主，带教老师引导学生在兴趣中获取知识，在讨论中培养思维能力。

随着多次病例讨论的进行,学生综合的临床思维能力可得到明显提高。

6. 教学查房和床边教学　病房是培养医学生的最好课堂,教学查房是最简单、最容易活跃思维的教学方法,是培养医学生临床思维的最好途径。查房时,带教老师有意识地引导学生从病史询问、体格检查中了解患者的症状和体征,根据学生已掌握的基础知识,帮助其由此及彼、由表及里分析病情,从而更好地把课本知识同实际病例结合起来,加深对疾病的认识。

7. 临床小讲课和专家讲座　临床小讲课可帮助学生复习和巩固已学知识。每周结合临床实际,针对临床常见疾病及容易漏诊、误诊需要仔细鉴别确诊的疾病等进行小讲课。讲课内容尽量避免与教科书重复,穿插一些本专业的前沿知识和发展动态,培养学生的创新思维,进而培养其临床思维能力。

8. 病历书写训练　病历是重要的医疗文书,病历书写是临床医生必须掌握的基本功。病历体现着医生的业务水平,又关系着患者的安全和健康,同时具有一定的法律效力。病历的书写过程就是临床医生对头脑中的知识进行归纳、分类,并与疾病相结合,归纳整理从患者处所得信息的过程。同时,病历书写过程是以往所学疾病理论知识的回放,也是对临床所搜集资料的归纳。每个患者都有其特殊性,病例分析就是一份病历的精华。

三、护理临床思维

随着护理事业的发展,现代护理从以疾病为中心阶段演变到以人的健康为中心阶段,医学模式的转变对护理工作产生了巨大的影响,护士在临床工作中要独立判断、独立决策、独立执行。因此,培养护士质疑、实证、严谨和理性的临床思维逐渐得到重视。护士的临床思维是开展整体护理的必要前提与基础,也是真正按照护理程序开展临床护理工作的关键所在。护理临床思维能力是将护士的护理知识与实践相结合的桥梁。与迅猛发展的其他医学学科一样,护理学科也在积极尝试进行理性的思考,培养护理学生和护士的临床思维。

(一) 护理临床思维的概念

对于护理临床思维的定义,国内学者们尚没有给出统一的、标准化的概念。有研究认为,护理临床思维是指护理人员在临床实践中对患者健康状况的评估、诊断、护理、预防等思维过程或思维活动。另有学者认为,护理临床思维能力是指运用理论、智力和经验对患者存在或潜在的护理问题进行综合分析、判断和实施护理措施的决策能力。

(二) 护理临床常见思维模式

临床中护士为了应付事务性工作,不太重视思维方法的培养,大约只停留在依赖感性认识和自身经验的阶段,缺乏理性思考,表现出单向性思维、封闭性思维、求同排异性思维和机械性思维4种思维模式。

1. 单向性思维　其表现为思维的片面化、简单化、表面化和印象化。这种思维模式缺乏系统性和灵活性,思考问题不能从整体出发,不能把握事物的发展变化,导致解决问题时顾此失彼。早在1974年美国发展了功能性健康形态的理论框架,每个形态本身就是生理、心理、社会、文化、精神的多层面的综合,构筑起护理对象各形态正常或异常状态的一个完整的图像。其作为护理诊断必备的基本要素,是为评估活动设计的理论框架,对启动护理程序具有科学的实践价值。临床上却普遍认为该理论框架评估资料太多、太繁,便用简单的感性直觉毫无根据地删减或所谓"修改",使其面目皆非,这样不但使评估资料残缺不全,而且使临床护理失去了整体性。

2. 封闭性思维　此种思维模式即遇到问题不是主动思考、深入研究、潜心解决,而是依赖权威或行政指令,你怎么说我怎么做,你不说我也不敢轻举妄动,即便是"言不在理"也听之任之,任其自然。例如,"PIO"记录法、北美的护理诊断,都有既定的框架或要求,而护士不管是否理解,便死搬硬套,这在无形之中扼制了护士创造性思维的发挥。

3. 求同排异性思维　在封闭性思维的框架下,急于制订规范或标准加以统一,将原来很不成熟的实践经验在未经检验的情况下作为硬性规定,表面上看起来规范,实际上并无太大的价值。

4. 机械性思维　表现在护士工作时,照抄照搬书本知识,操作时脱离患者个体,流于形式。例如,静脉输液时,针头从血管壁旁刺入和从血管壁上刺入都可以,对于一些情况特殊的患者,如血管较深、血管滑动、老年患者等就应该适当改变穿刺手法和角度,若还是机械地应用一般的穿刺方法,成功率就会降低。

(三) 护理临床思维的培养

1. 不断深化教学改革,提升院校护理临床思维培养的能力　临床思维能力培训是一个系统的、长期的过程,医学院校应将学生临床思维能力的提升贯穿于整个护理教育阶段,从学生入学开始,就要进行专业思想教育,使其认识临床思维能力的重要性。任何课程都可以进行思维启发与训练,教师应将临床思维能力培养渗透在课程教学中,采取多样化的教学手段激发学生的求知欲与发散性思考,培养学生的临床思维能力。

(1) 应用以间歇为基础的教学法:在临床带教和课堂教学中,师生的互动学习,可激发学生的学习主动性与创新能力,通过提高分析和解决问题的能力以改善临床思维能力。

(2) 应用案例教学法:临床复杂情景案例的分析讨论,可激发学生的学习动机、提高护患沟通能力和解决问题的能力。情景模拟训练通过临床场景的角色体验,可提高学生的应变能力、病情观察和决策能力以及团队协作能力。

(3) 开展网络教学:微信平台实现了带教教师与学生的实时沟通,提高了学生学习的主动性,满足了学生的求知欲,从而可提高其评判性思维能力。

(4) 做好临床实践课程设置:课程设置要更重视学生评估、沟通、实践反思、评判性思维能力的培养。高等院校可将案例反思日记纳入护理课程当中,让学生定期对临床案例进行分析归纳以增强其寻求真相的能力;教学医院在学生实习时开展临床思维能力培训,实习期间进行小组或"一对一"指导,不断修正带教方案,有重点、有目标地提高学生的评判性思维能力。

2. 不断改进培养机制,使护理临床思维能力培养常态化和系统化　临床思维贯穿在每一项护理操作中,思维能力的强弱关系到临床护理决策是否科学、患者是否安全。因此,临床思维能力培养必须常态化和系统化。临床科室可通过每天开展临床思维讨论、每周开展临床思维辩论、每月开展临床思维实践,将临床思维能力培养常态化。

(1)临床思维讨论:每天利用晨交班15~20分钟以患者出现的症状为线索,引导护士发现问题,找出理论依据进行分析判断,从不同的角度、以不同的方式去思考问题,寻求答案,提高护士的临床评判思维意识,通过持续性积累来建立推理思维模式。

(2)临床思维辩论:根据模拟案例,启发护士对护理决策进行质疑与反思,同时以循证医学为依据,帮助护士对临床复杂案例或突发情况审慎地做出科学的临床决策。

(3)临床思维实践:每月采用以问题为基础的教学方法模式查房,对疑难、重症或抢救病例进行案例分析,组织突发或紧急事件应急预案演练、危重患者病情变化及抢救配合情景模拟,在临床实践中切实运用评判性思维,达到提高临床思维能力的目的。

实践活动 8-1

案例

患者,张大爷,87岁,初中文化,患有高血压20年,老年痴呆4年,长期卧床生活不能自理6个月。患者家有一儿一女,女儿嫁到外地,儿子工作忙,没有更多时间照顾他。老伴82岁,平时体弱多病,不能很好地照顾张大爷。近3天患者出现腹痛、腹泻、全身无力,由家属送入病房检查,其左、右肩胛部红肿,有直径3 cm的硬结,骶尾部皮肤溃烂,有臭味。

思考:

1. 患者目前存在什么护理问题?
2. 如何制订最佳的护理方案?

【评估】

1. 在患者入院时、入院后定期或随时就压疮危险因素进行定性、定量的综合分析,对已发生压疮的患者进行局部及全身评估。

2. 护士进行压疮管理应具备的知识、情感和技能。

3. 护士寻找证据、应用证据的能力。

【计划】

1. 确定该名患者压疮评估要点、压疮分级,细化该患者压疮护理的方法及达成目标。

2. 理解患者及患者家属的情绪,加强与患者及家属的沟通及健康宣教。

【实施】

1. 按照护理临床思维训练方法进行逐步分析,以可查询到的压疮护理的方法为依据,制订为患者进行压疮护理的计划,改善其生存质量。

2. 小组成员通过幻灯片方式分享"压疮护理"现存的问题,提出解决方案。

3. 小组成员模拟表演对患者及其家属进行压疮护理的宣教及指导。

4. 观察员观察表演者的各种表现。

5. 表演者分享在收集各种素材过程中的所感所悟。

6. 师生共同评价,讨论训练临床思维能力的方法。

【实践反思】

1. 以压疮管理为例,思考在护理临床思维模式中常存在哪些局限?

2. 你觉得如何从自我做起,提高护理临床思维能力?

【作业】

学习证据收集的方法,检索相关文献,收集压疮管理的最新证据。

第二节　创新性思维训练

一、创新

创新的含义是引入新概念、新东西和革新。也就是说"产生前所未有"与"引入前所未有"都属于创新。创新这个概念在今天已经广泛运用于社会生活的各个方面。最早在经济学领域提出"创新"这个概念的美籍经济学家熊彼特(Schumpeter)认为,经济领域的创新包含着以下五个方面的内容:一是引入一种新产品或一种产品的新的特性;二是采用一种新的方法;三是开辟一个新的市场;四是获得一种原料或者半成品的新的供给来源;五是实行一种新的企业组织形式。自其提出创新概念后,研究者不断把这个概念拓展到包括教育在内的各个领域,并同时赋予其更多的内涵。从一般意义上看,就其本质而言,创新是一种过程,也是一种结果。就过程而言,创新是现有知识和信息不断组合形成新的知识体系和结构。就结果来说,创新表现为两个方面:一是发明创造或发现了前人所未发现的东西;二是对现有事物进行改造、改革,形成了新的观念或理论、产生了新的方法等。比较而言,在这两方面中,第一方面所占的比例是十分微小的,大多数情况下的创新结果都表现为第二方面。

二、创新性思维

(一)创新性思维概念

创新性思维是指思维主体从侧面或反面对事物进行考察或分析,从而获得内在规律或独立见解的思维方式。这种思维方式具有自主性、创造性的特点,是一切科学发现和技术发明的思想基础,也是从业者改善自身素质和提高工作水平的重要条件。

(二)创新性思维过程

创新性思维在解决问题时,需要一定的过程。心理学家对这个过程也做过大量的研究。比较有代表性的是英国心理学家华莱士(Wallale)所提出的四阶段论和美国心理学家艾曼贝尔(Amabile)所提出的五阶段论。华莱士认为任何创造过程都包括准备阶段、酝酿阶段、豁朗阶段和验证阶段四个阶段。艾曼贝尔从信息论的角度出发,认为创造活动过程由提出问题或任务、准备、产生反应、验证反应、结果五个阶段组成,并且可以循环运转。这里,以四阶段论来阐述创新性思维的活动过程。

1. 准备阶段 是创新性思维活动过程的第一个阶段。这个阶段是搜集信息、整理资料、做前期准备的阶段。由于对要解决的问题存在许多未知,应通过搜集已存在的知识经验对问题形成新的认识,从而为创造活动的下一个阶段做准备。如爱迪生为了发明电灯,据说光收集资料整理成的笔记就 200 多本,总计达 40 000 多页。可见,任何发明创造都不是凭空杜撰,都是日积月累在大量观察研究的基础上进行的。

2. 酝酿阶段 主要是对前一阶段所搜集的信息、资料进行消化和吸收,在此基础上找出问题的关键点,以便考虑解决这个问题的各种策略。在这个过程中,有些问题由于一时难以找到有效的答案,通常可把它们暂时搁置。但思维活动并没有因此而停止,这些问题会无时无刻萦绕在头脑中,甚至转化为一种潜意识。这个过程容易让人处于狂热的状态,如"牛顿把手表当成鸡蛋煮"就是典型的钻研问题狂热状态。因此,在这个阶段,要注意调节思维的紧张与松弛,使其向更有利于解决问题的方向发展。

3. 豁朗阶段 即顿悟阶段。经过前两个阶段的准备和酝酿,思维已相当成熟,在解决问题的过程中,常常会进入一种豁然开朗的状态。如耐克公司的创始人比尔·鲍尔曼(Bill Bowerman),一天正在吃妻子做的威化饼,感觉特别舒服。于是,他被触动了,如果把跑鞋制成威化饼的样式,会有怎样的效果呢?于是,他就拿着妻子做威化饼的特制铁锅到办公室研究起来,之后制成了第一双样鞋。这就是有名的耐克鞋的发明过程。

4. 验证阶段 又叫实施阶段,主要是把前面三个阶段所形成的方法、策略进行检验,以求得到更合理的方案。这是一个否定—肯定—否定的循环过程,通过不断的实践检验,从而得出最恰当的创新性思维结果。

(三) 创新型人才

美国密歇根大学行为科学家丹尼逊(Dennison)把人才分为七个层次:①具有高度的创造性和想象力,经常想出机智的方法解决问题;②善于用新的首创方法来解决问题,并能提出很多好意见;③比一般人有较多的新意见,并思考用不同的方法解决问题;④能理解别人的见解,自己的见解多是陈旧和众所周知的;⑤在搞一项新工作时经常向同事讨教,并依靠别人的建议;⑥无明显的首创性,很少提供新见解,习惯于老一套的工作方法;⑦满足于让干啥就干啥,工作方法老一套,不适时宜也不想修改。21 世纪医学所面临的新机遇和挑战,要求医学人才必须有创新性思维,创新地利用一切科学方法解决各种问题。根据创新及创新能力的要求,创新性医学人才必须具备以下素质:

1. 具有医学科学、人文社会科学、其他自然科学的三维知识结构 随着人们对健康、生存质量要求的提高,社会行为方式与疾病的关系被人们所认识,建立在原有生物医学模式基础上的医疗服务发生了根本的变化。医学不仅要治疗疾病,还应包括疾病预防、健康促进、功能恢复、提高生存质量等任务。这要求医生整合医学、人文社会科学和其他自然科学的知识,根据患者对预防、治疗和康复的总体要求来提供适当的卫生服务,从伦理、费用、人性的角度考虑医疗服务的内容和形式。

2. 具有获取新知识、掌握新技术、解决新问题的三种基本能力　医学知识日新月异的变化要求医学人才要有积极学习、获取新知识的热情，及时捕捉医学领域中的各种信息，掌握新技术、新手段和新方法，勇于探索，敢于批判，发现问题、循证解决问题。

3. 具有独特的个性、坚强的意志、健全的人格三个品质特征　纵观医学上的许多成就，很多是建立在对原有认识否定的基础上。医学的创新是一个标新立异的过程，是一种求异性思维，它表现为人才独特的个性，不能人云亦云。创新的过程是漫长的、曲折的，需要有坚强的意志信念作保证，健全的人格作支撑。

（四）创新性思维培养

创新性思维是人类的高级心理活动。创新性思维能力是政治家、教育家、科学家、艺术家等各种出类拔萃的人才所必须具备的基本素质。心理学上认为创新思维是指思维不仅能揭示客观事物的本质及内在联系，而且能在此基础上产生新颖的、具有社会价值的、前所未有的思维成果。

创新性思维是在一般思维的基础上发展起来的，它是后天培养与训练的结果。卓别林说过一句引人深思的话："和拉提琴或弹钢琴相似，思考也是需要每天练习的。"因此，我们可以运用心理上的"自我调解"，有意识地从几个方面培养自己的创新性思维。

1. 展开"幻想"的翅膀　心理学家认为，人脑有四个功能部位：一是接受外部世界刺激的感受区；二是将这些感觉收集整理起来的储存区；三是评价收到的新信息的判断区；四是按新的方式将旧信息结合起来的想象区。只善于运用储存区和判断区的功能，而不善于运用想象区功能的人就不善于创新。据心理学家研究，一般人只用了想象区的15%，其余的还处于"冬眠"状态。开垦这块处女地就要从培养幻想入手。

想象力是人类运用储存在大脑中的信息进行综合分析、推断和设想的思维能力。在思维过程中，如果没有想象的参与，思考就会发生困难。而创造想象是由思维调节的。

爱因斯坦认为："想象力比知识更重要，因为知识是有限的，而想象力概括着世界上的一切，推动着进步，并且是知识进化的源泉。"爱因斯坦的"狭义相对论"就是来源于他幼时幻想人跟着光线跑，并能努力赶上它。世界上第一架飞机的创造，就是从人们幻想造出飞鸟的翅膀而开始的。幻想不仅能引导人们发现新的事物，而且还能激发人们进行新的努力，去探索、去进行创造性劳动。

青年人爱幻想，要珍惜这一宝贵财富。幻想是创造性想象的准备阶段，今天还在幻想中的东西，明天就可能出现在创造性的构思中。

2. 培养发散思维　所谓发散思维，是指倘若一个问题可能有多种答案，那就以这个问题为中心，思考的方向往外发散，找出的答案越多越好，而不是只找一个正确的答案。人的这种思维可左冲右突，在寻找各种适合的答案中充分表现出思维的创造性。1979年，诺贝尔物理学奖获得者、美国科学家谢尔登·格拉肖（Shedon Glashow）说："涉猎多方面的学问可以开阔思路……对世界或人类社会的事物形象掌握得越多，越有助于抽象思维。"比如：思考"砖头有多少种用途"，可以得到以下各式各样的答案，如造房子、砌院墙、铺路、刹住停在斜坡的车辆、作锤子、压纸头、代尺画线、垫东西、搏斗的武器……

3. 发展直觉思维　直觉思维在学习过程中，有时表现为提出怪问题，有时表现为大胆猜想，有时表现为一种应急性的回答，有时表现为解决一个问题，设想出多种新奇的方法、方案等。为了培养创新性思维，当这些直觉纷至沓来的时候不要怠慢它们。青年人感觉敏锐、记忆力好、想象极其活跃，在学习和工作中、在发现和解决问题时，可能会出现突如其来的新想法、新观念，要及时捕捉它们，善于发展自己的直觉思维。

4. 培养思维的流畅性、灵活性和独创性　流畅性、灵活性、独创性是创造力的三个因素。流畅性是指针对刺激能很流畅地作出反应；灵活性是指随机应变的能力；独创性是指对刺激作出不寻常的反应，具有新奇的成分。这三性是建立在广泛的知识基础之上的。20世纪60年代，美国心理学家曾采用所谓急骤的联想或暴风雨式的联想方法来训练大学生们思维的流畅性。训练时，要求学生像夏天的暴风雨一样，迅速地抛出一些观念，不容迟疑，也不要考虑质量的好坏或数量的多少，评价在结束后进行。速度越快表示越流畅，讲得越多表示流畅性越高。这种自由联想与迅速反应的训练，对于提高思维的质量和流畅性都有很大的帮助，可促进创新性思维的发展。

5. 培养强烈的求知欲　古希腊哲学家柏拉图和亚里士多德都认为，哲学的起源乃是人类对自然界和人类自身所有存在的惊奇。他们认为积极的创新性思维，往往是在人们感到"惊奇"时，在情感上燃烧起来对这个问题追根究底的强烈的探索兴趣时开始的。因此，要激发创新性思维，就必须培养强烈的求知欲。人的求知欲总是在需要的基础上产生的。没有精神上的需要，就没有求知欲。要有意识地为自己出难题，或者去"啃"前人遗留下的不解之谜，激发自己的求知欲。青年人的求知欲最强。然而，若不加以有意识地转移去发展智力，追求科学，就会自然减弱。求知欲会促使人去探索科学，去进行创造，而探索又会不断地激起人的好奇心和求知欲。一个人，只有当对学习总处于"跃跃欲试"的阶段时，才能使学习过程变成一个积极主动"上下求索"的过程。这样的学习，不仅能使人获得现有的知识和技能，而且还能促使人进一步探索未知的新境界，发现未掌握的新知识，甚至提出前所未有的新见解、创造新事物。

（五）创新性临床思维

新时代护理人员应具备的五种创新性临床思维，分别是评判性思维、逆向思维、联想思维、超前思维和发散性思维。评判性思维是一种有目的的自我调整的判断过程，主要特征是敢于质疑，不迷信权威，对问题进行评价、判断与决策。它要求护士具备一双发现问题的慧眼，根据自己的专业知识、护理经验等，通过反思和推理，改变临床工作中不合理的护理举措。逆向思维是指运用反常规性的、反方向性的思考方式去解决问题。它要求护士打破常规，反其道而行之，开拓性地革新护理技术。联想思维是由此及彼、触类旁通、举一反三的思维活动。拥有联想思维可以进行护理创新。超前思维就是立足现实，超越现实，根据客观事物的发展规律，通过把握其发展趋势而在客观事物尚未出现时产生的一种前瞻性意识。发散性思维是从一个思考对象出发，沿着各种不同的方向去思考，扩散出两个或更多可能解决问题的方式方案。在临床工作中，护士应当主动思考如何通过创新变革提高护理服务质量,践行人性化、专业化的服务。

📚 实践活动 8-2

案例

在临床护理工作中,护士要有一双善于发现的眼睛,发现临床中的护理问题,积极寻找解决方法。下面是临床护士在护理工作过程中践行创新性思维的案例。

创新点1:常规的胃管置入方式是在胃管上涂布石蜡油,以期保障护士插管过程顺利无阻,减轻患者在插管时的痛苦与不适。有护士打破常规,让置管前的患者先行吞下少许液体石蜡油,再行置管操作,这样患者上消化道内比较润滑,置管更加顺畅。

创新点2:鸟巢式护理。在暖箱的基础上,为早产儿创造一个类似鸟巢的住所,其周边用布卷围成,使早产儿有边界感与安全感,可达到抚摸及固定体位的效果。早产儿的姿势与胎儿在宫内的姿势相似,可使其感觉更舒适、安全,减少了早产儿的哭闹。

创新点3:气管导管堵管塞。常规的气管导管堵管塞用软木制成,需要特制并易脱落,有护士发现可以用注射器活塞前端的橡胶软塞取代软木塞,这样既不容易脱落又取材方便(图8-1和图8-2)。

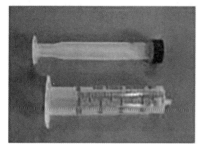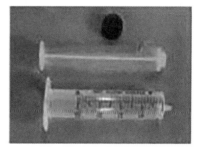

图 8-1 注射器活塞前端橡胶软塞

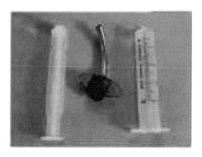

图 8-2 气管导管堵管塞

思考:

1. 上述创新性想法源自何处?
2. 以上案例中的护士分别具备哪些创新性思维方式?

【评估】

1. 护士对创新性思维内涵的理解。

2. 创新性思维产生过程所具备的条件。

【计划】

1. 分组分析、解读上述案例中护士分别具备的创新性思维方式。

2. 收集生活中或临床中护士的小发明小创造,分析这些创新点中的创新性思维。

3. 以小组为单位制订创新、创业实践计划。

【实施】

1. 根据所收集材料,5～6 人为一组分别汇报各自搜集的小发明小创造,从如何寻找灵感的源泉、创新的方法、实践检验等方面进行介绍分享。

2. 结合案例及收集的材料,分组讨论,思考如何提升创新性思维能力。

【实践反思】

1. 在临床护理上哪些因素会促进或阻碍发展创新性思维?

2. 你觉得如何从自我做起,提高自身的创造力,切实改善护理服务质量?

【作业】

1. 请搜集 2～3 个临床中护士的小发明,思考如何成为人才梯队中具备高度创造性和想象力的一流护理人才。

2. 以小组为单位制订创新、创业实践计划。

(曹文婷)

第九章

护 理 法 规

> ✎ **达标要求**
>
> 1. 能简述护士的权利与义务。
> 2. 能遵循《护士条例》的内容及方法,并应用于临床实践。
> 3. 能理解《医疗事故处理条例》中与护理相关条文的重要性。
> 4. 能结合《医疗事故条例》,有效地防范护理纠纷的发生。

护理法规是开展护理工作的保障,是为患者提供安全的就医环境、保障患者医疗护理质量的基础。护理工作具有一定的职业风险,护理人员必须掌握本专业相关的法律知识,充分地认识到其对保障自身权益、明确自身责任和义务、规范临床工作的重要性。护理人员应从《护士条例》中明确护理职业的相关法律法规,从《医疗事故处罚条例》中学习与护理相关的条文来指导护理实践,保障临床护理工作的顺利开展和进行。

第一节 《护士条例》的解读

自2008年5月12日起,我国正式实施《护士条例》。《护士条例》从立法层面明确了护士的权利和义务,明确了各级政府及有关部门、医疗卫生机构在维护护士合法权益,改善护士工作条件,保障护士待遇,保证护士队伍素质,规范护理技术行为等方面的责任。现就《护士条例》从以下几个方面进行解读。

一、适用的对象

《护士条例》第二条:"本条例所称护士,是指经执业注册取得护士执业证书,依照本条例规定从事护理活动,履行保护生命、减轻痛苦、增进健康职责的卫生技术人员。"由此可见,《护士条例》的适用对象为执业注册护士。

《护士条例》第七条第二款规定申请护士执业注册的条件为"在中等职业学校、高等学校完成国务院教育主管部门和国务院卫生主管部门规定的普通全日制3年以上的护理、助产专业课程学习,包括在教学、综合医院完成8个月以上护理临床实习,并取得相应学历证书"。也就是说,在护生完成8个月实习之前,是无法获得执业注册资格的,护生在8个月实习期内需要在执业护士指导下开展护理工作。同时,申请护士执业注册还应具备其他三个条件:具有完全民事行为能力;通过国务院卫生主管部门组织的护士执业资格考试;符合国务院卫生主管部门规定的健康标准。

二、护士的权利

(一)享受福利待遇的权利

护士执业,有按照国家有关规定获取工资报酬、享受福利待遇、参加社会保险的权利。任何单位或者个人不得克扣护士工资,降低或者取消护士福利等待遇。合同护士享有同工同酬的权利。全社会形成尊重护士、关爱护士的良好氛围,对作出杰出贡献的护士、优秀的护士应给予表彰、奖励,以此来激发护士的工作热情。

(二)参加专业培训的权利

护士有按照国家有关规定获得与本人业务能力和学术水平相应的专业技术职务、职称的权利;有参加专业培训、从事学术研究和交流、参加行业协会和专业学术团体的权利。

(三)获得卫生防护、医疗保健服务的权利

护士执业,有获得与其所从事的护理工作相适应的卫生防护、医疗保健服务的权利。从事直接接触有毒有害物质、有感染传染病危险工作的护士,有依照有关法律、行政法规的规定接受职业健康监护的权利;患职业病的,有依照有关法律、行政法规的规定获得赔偿的权利。

(四)获得信息和提出意见的权利

护士有获得疾病诊疗、护理相关信息的权利和其他与履行护理职责相关的权利,可以对医疗卫生机构和卫生主管部门的工作提出意见和建议。

(五)得到法律保护的权利

护士依法履行职责受到法律的保护,其人格尊严、人身安全不受侵犯。

三、护士的义务

护士所能得到的"权利"是以遵循"义务"为前提的。护士的"义务"也是护士从事护理工作的约束。

(一)遵纪守法的义务

护士执业,应当遵守法律、法规、规章和诊疗技术规范的规定。这也是护士从事护理工作最基本的准则。

(二)紧急救护的义务

《护士条例》第十七条指出:"护士在执业活动中,发现患者病情危急,应当立即通知医生;在紧急情况下为抢救垂危患者生命,应当先行实施必要的紧急救护。"这就需要护士有

扎实的业务能力及过硬的操作技术,能够及时观察并判断患者的病情变化,及时实施抢救程序,在紧急情况下忙而不乱地实施抢救措施,并达到有效抢救,提高抢救成功率。

(三) 监督医嘱的义务

执行医嘱是护士在护理工作中所履行的一项重要职责,医嘱通常是护士对患者实施治疗措施的依据所在,正确执行医嘱是护士保障患者治疗效果和医疗安全的重要环节。通常,护士需要一丝不苟执行医嘱,不执行医嘱或无故篡改医嘱均属于违法行为,但是护士如果在执行医嘱过程中,发现医嘱违反法律、法规、规章或者诊疗技术规范,护士有义务向开具医嘱的医生提出质疑。反之,如果护士在明知医嘱有问题的情况下依旧机械地执行医嘱,一旦对患者造成危害或发生严重后果,护士与医生需共同承担法律责任。护士在临床工作中,并非是医嘱的执行工具,而是医生的协作者。护士在临床工作中应不断提高自身业务能力,明辨是非,同时增加责任心,保证医疗工作的安全进行。

(四) 在职培训的义务

在职培训既是护士的合法权利,也是护士的责任义务。《护士条例》第四章第 24 条指出:"医疗卫生机构应当制定、实施本机构护士在职培训计划,并保证护士接受培训。护士培训应当注重新知识、新技术的应用,根据临床专科护理发展和专科护理岗位的需要,开展对护士的专科护理培训。"根据《护士条例》中的规定,护士需要了解国内外护理学的新形势、新动态、新技术,坚持学习,以提升自身的业务素质及技术水平,提高护理的专科化程度,培养临床专科化护理骨干,提高护士在护理专业领域的能力。

(五) 参与公共卫生和疾病预防控制工作的义务

发生自然灾害、公共卫生事件等严重威胁公众生命健康的突发事件,护士应当服从县级以上人民政府卫生主管部门或者所在医疗卫生机构的安排,参加医疗救护。

(六) 给予人文关怀,保护患者隐私的义务

护理工作不仅应完成护理治疗,还应重视人文关怀及对患者的心理支持。在治疗及护理的过程中,护士应当尊重、关心、爱护患者,保护患者的隐私。

实践活动 9-1

案例

患者王老伯,83 岁,因"帕金森综合征,慢性肾功能不全,并伴有 2 型糖尿病"收治入院。入院后,医生开出了静脉滴注葡萄糖注射液的医嘱,并且未监测患者的血糖情况。在连续使用葡萄糖补液 3 天以后,患者糖尿病病情加重,出现了酮症酸中毒的症状,意识丧失,昏迷不醒,引起了家属的极度不满。医生及责任护士的工作失误引发了医疗纠纷。

思考:

1. 该案例中,王老伯的责任护士违反了《护士条例》的哪项规定?

2. 医嘱是医生开具的,家属为什么会对护士也极度不满?

3. 责任护士的正确做法是什么?

【评估】

1. 案例中使患者生命受到威胁的不良因素。

2. 护士在执行医嘱过程中的心理状态。

【计划】

1. 观察员明确任务,课前自学《护士条例》,做好护士法律法规相关知识的准备。

2. 以小组为单位,根据该案例中护士所违反的《护士条例》,列出反思提纲。

3. 通过案例分析,提升护士监督医嘱的意识。

【实施】

1. 每组5~6名学生,分组分析案例,列出案例中违反《护士条例》的行为。

2. 以小组为单位汇报反思提纲。

3. 通过案例反思并结合《护士条例》的学习,课堂讨论总结,明确护士不仅是医嘱的执行者,更是医嘱的审核者。

【实践反思】

1. 你从上述案例中感悟到了什么?

2. 护士为什么要不断提高自身专业能力?

3. 在临床护理工作中,当你对医生开具的医嘱产生怀疑时,你会怎么做?

【作业】

"医生的嘴,护士的腿"。作为医嘱的落实者,你该如何执行医嘱,保障医疗安全?

第二节　《护士条例》的遵循

《护士条例》于2008年5月12日起开始正式实施,这是我国护理队伍管理走向科学化、规范化、法制化的里程碑,标志着我国护理事业将更加健康、有序地发展。因此,护士应理解《护士条例》对于保障临床护理安全的重要意义,严格遵循《护士条例》的规定,保障护理质量、严守护理安全,同时保障自身的合法权益。

护士是贯彻执行《护士条例》的直接参与者,应从以下几点遵循现行的《护士条例》。

(一)增强法律意识,做到知行合一

《护士条例》从法律层面规定了护士的责任、义务及权利,一方面有效地保护了护士的合法权益,另一方面也规范了护士的行为。护士只有领会其内涵,才能在临床护理实践中增强法律意识,在保护患者的同时也保护自身权益。

(二)严格执行规章制度,保障护理安全

随着医疗事业的发展以及法律法规的健全,与护理相关的规章制度也在不断完善之中,护士应积极学习,与时俱进,并参加相应的考核,以严谨的工作作风对待临床护理工作,谨防因玩忽职守而引发护理差错事故。

(三) 关注人文关怀,注重隐私保护

现代的医学模式要求护士对患者生理、心理、社会等方面予以全面、整体的护理。这需要护士提升对于人文关怀的重视度,关注患者的精神及内在需求。同时,在临床护理实践过程中,护士也应加强对于患者隐私保护的相关意识。隐私保护常见的问题有护士在公共场合公开谈论或在自媒体上发布患者的疾病及隐私;在进行操作时没有使用屏风、隔离帘或没有关门等来遮挡患者,侵犯了患者的隐私权等。这一系列的不尊重患者隐私的行为,会对患者及其家属造成心理及精神上的伤害。因此,在临床护理实践过程中,护士应该强化保护患者隐私的意识,尊重患者。

(四) 钻研业务,提升自身的工作能力

临床护理是一门操作性、实践性很强的综合型应用学科。护士在临床护理工作中要善于发现总结,积极学习专业知识,全面提高护理工作能力和水平,不断掌握新技术、新知识、新理论,从而为患者提供更专业、更优化的护理服务,真正做到以患者为中心,体现优质护理服务的内涵。

(五) 加强自身防护,避免职业伤害

护理工作的特殊性决定了护理人员必然承担着一定的风险,化学性、物理性、生物性、心理上的各种职业伤害对护士的身心可造成影响,其中配制化疗药物造成的有毒、有害物质对身体的伤害以及锐器伤等在临床护理工作中较为常见。护士应该重视自身职业防护以避免职业伤害的发生,一旦发生了职业伤害事件,可以在《护士条例》的保障下,第一时间依法寻求医疗救治,获得相应的健康保健服务以及经济方面的补偿。

(六) 明确自身定位,做好医护配合

在临床护理实践过程中,医生与护理人员既是合作关系,又有各自的分工。临床护理工作具有相对的独立性,如果发现患者病情危急,应当立即通知当班医生;而在紧急情况下为了抢救垂危患者的生命,在医生未赶到现场之前,护士应当先行实施必要的紧急救护行动以保障患者的生命安全。随着社会的老龄化,护士在卫生保健工作中的作用日益增强,临床护理实践要求护士在工作中能够作出独立的判断和决策。护士往往是诊疗环节中的最后执行者,这就要求护士必须严格把关,堵住漏洞。同时,《护士条例》也从法律上给予护士相应的保障,这是对护士的保护,也是护士不可推卸的责任。

实践活动 9-2

案例

患者王女士,38岁,因宫颈癌在妇科行手术治疗,手术非常成功。在王女士出院前一天,有一位号称是王女士家属的人向责任护士提出想更多了解王女士的病情,并

要求复印王女士的病历。在患者不知情的情况下,责任护士将患者的病历借给此名"家属"进行复印。事后,王女士得知此事,非常愤怒,并以"医院侵犯隐私"为由,将责任护士告上了法庭。

思考:

1. 王女士在得知自己的病历被复印后,为什么非常愤怒?

2. 案例中护士错误的做法有哪些?

【评估】

1. 王女士在得知自身隐私被侵犯后的心理状态。

2. 案例中护士的心理状态。

3. 案例中护士所触及的法律法规。

【计划】

1. 确定运用合理的护理法律法规达到保护患者隐私的目标。

2. 根据案例分配角色:王女士、责任护士、王女士"家属"。

3. 分析设计扮演角色的行为表现。

4. 观察员准备:做好护理法律法规相关知识的准备。

【实施】

1. 每组 5～6 名学生,案例用模拟情景再现,表现关键要素:护士的错误判断,王女士得知隐私泄露后的愤怒。

2. 观察员认真观察及记录,对观察到的现象进行分析,并提出合乎隐私保护的建议。

3. 扮演者分享扮演过程中的情感体验和修正角色。

【实践反思】

1. 上述案例中,护士正确的应对方法是什么?

2. 有人认为保护隐私这些都是小事,没有严重到上法庭,关于这个说法,你怎么看待?

【作业】

请你结合临床护理实践,谈一谈护士在临床护理工作中应当从哪些方面保护患者的隐私。

第三节 《医疗事故处理条例》的解读

一、《医疗事故处理条例》中与护理相关的具体条款

《医疗事故处罚条例》于 2002 年 9 月 1 日起正式施行。《医疗事故处罚条例》集中体

现了保护医患双方的合法权益、维护医疗秩序、保障医疗安全、适应社会和经济发展需要及促进医学和科学进步的宗旨。《医疗事故处罚条例》中与护理具有相关性的有以下内容。

（一）医疗事故的定义

是指医疗机构及其医务人员在医疗活动中,违反医疗卫生管理法律、行政法规、部门规章和诊疗护理规范、常规,过失造成患者人身损害的事故。

（二）医疗事故的分级

根据对患者人身造成的损害程度,分为四级。一级:造成患者死亡、重度残疾的。二级:造成患者中度残疾、器官组织损伤导致严重功能障碍。三级:造成患者轻度残疾、器官组织损伤导致一般功能障碍。四级:造成患者明显人身损害等其他后果的。

（三）书写规范条例

医疗机构应当按照国务院卫生行政部门规定的要求,书写并妥善保管病例资料。因抢救危急患者,未能及时书写病历的,有关医务人员应当在抢救结束后 6 小时内据实补记,并加以注明。

（四）病例资料规范条例严禁涂改、伪造、隐匿、销毁或者抢夺病例资料

患者有权复印或者复制其门诊病历、住院记录、体温单、医嘱单、化验单（检验报告）、医学影像检查资料、特殊检查同意书、手术同意书、手术及麻醉记录单、病理资料、护理记录单以及国务院卫生行政部门规定的其他病历资料。

（五）在医疗活动中,医疗机构及其医务人员应当将患者的病情、医疗措施、医疗风险等如实告知患者,及时解答其咨询;但是,应当避免对患者产生不利的后果。

（六）医疗事故的上报

医务人员在医疗活动中发生或者发现医疗事故、可能引起医疗事故的医疗过失行为或者发生医疗事故争议,应当立即向所在科室负责人报告,科室负责人应当及时向本医疗机构负责医疗服务质量监控的部门人员报告;负责人接收到报告后,应当立即进行调查、核实,将有关情况如实向本医疗机构的负责人报告,并向患者通报、解释。

（七）发生下列重大医疗过失行为的,医疗机构应当在 12 小时内向所在地卫生行政部门报告——导致患者死亡或者可能二级以上的医疗事故;造成患者中度残疾、器官组织损伤导致严重功能障碍。

（八）发生或者发现医疗过失行为,医疗机构及其医务人员应当立即采取有效措施,避免或者减轻对患者身体健康的损害,防止损害扩大。

（九）疑似输液、输血、注射、药物等引起不良后果的,医患双方应当共同对现场实物进行封存和启封,封存的现场实物由医疗机构保管;需要检验的,应当由双方共同指定的、依法具有检验资格的检验机构进行检验;双方无法共同指定时,由卫生行政部门指定。

（十）患者死亡,医患双方当事人不能确定死因或者对死因有异议的,应当在患者死亡后 48 小时内进行尸检;具备尸体冻存条件的,可以延长至 7 日。尸检应当经死者近亲属同

意并签字后方可进行。

（十一）有下列情况之一的，不属于医疗事故

（1）在紧急情况下为抢救垂危患者生命而采取紧急医学措施造成不良后果的。

（2）在医疗活动中，由于患者病情异常或者患者体质特殊而发生医疗意外。

（3）在现有医学科学技术条件下，发生无法预料或者不能预防的不良后果的。

（4）无过错输血感染造成不良后果的。

（5）因患方原因延误诊疗导致不良后果的。

（6）因不可抗力造成不良后果的。

二、《医疗事故处罚条例》的解读及落实

结合《医疗事故处罚条例》，护理人员应从以下四个方面来防范护理纠纷的发生。

（一）加强法律知识的学习，增强法律意识

随着法律知识的普及化，近年来医疗纠纷呈逐年上升的趋势。防范护理纠纷事件的发生，首先要懂得护患双方都有着公民的基本权益，同时还有着各自的"角色"权益。护士应该加强法律法规知识的学习，增强法律意识，在法律允许的范围内向患者提供优质的护理服务，同时懂得保护自身的合法权益，在临床护理实践中注意收集能够证明护理行为的必要性、合理性及安全性的资料文件证据，降低护理人员的职业风险。

（二）建立护理人文与法治并进的新型护患关系

临床上有许多医疗纠纷与医护人员缺少爱心、同情心、责任心以及法律意识淡薄有关。患者到医院就诊没有得到良好的医疗服务体验，致使其内心产生不满的情绪。在各种医疗纠纷事件中，真正因技术原因所造成的医疗纠纷所占的比例并不高。相反，临床上频繁发生且难以从根本上解决的往往是由医护人员的责任心不强、服务态度差而造成的。因此，护士应当加强对患者的人文护理，关注患者心理及精神的需求，充分尊重患者的权益，多与患者保持沟通及交流，设身处地地为患者提供各项护理，以此来取得患者的信任、配合和理解。

（三）严格遵守护理操作规程和质量标准

护士要熟练掌握各种相关的诊疗护理常规和规范，并严格遵守，保证治疗及护理的准确无误。在医疗损害赔偿案件的审理过程中，是否遵循临床护理诊疗规程及护理常规、是否规范操作往往是判断护士有无存在过错的最主要证据。

（四）提高护理书写质量，完整保留病史

规范护理书写，保证书写质量是杜绝病史记录存在缺陷而引发医疗纠纷的关键所在。病历书写是具有法律效力的文件，是在医疗纠纷案件审理过程中医疗机构应对举证责任倒置的最重要的证据。一份完整、准确的护理记录可以有效地证明护士每一步护理诊疗操作的合理性及必要性。并且，按照《医疗事故处罚条例》中的规定，患者可以随时复印病历资料，所以护士更应客观、真实、准确、及时、规范、完整地进行护理记录的书写。护理人

员在护理书写过程中应充分重视,严谨记录,并应与医生的病程录相吻合,因不相吻合的护理记录会降低护理记录的证明效力,或有可能引发新的医疗纠纷。护士还应履行妥善保管护理文书的职责,严防护理文书丢失。

实践活动 9-3

案例

　　患者,女,86 岁,因多脏器衰竭收治入院,入院以来病情逐日加重。患者自 8 月 20 日下午开始出现神志不清,肝性脑病引发肝昏迷,于当晚抢救无效死亡。家属认为是医院处置不当,造成患者死亡,要求封存病历,并将医院告上了法庭。医生病程录中准确记录了患者的病程以及抢救过程。20 日下午起,医生病程中记录患者已经发生神志不清,而护理记录中却记录患者神志清醒。当班护士得知自己记录有误,在事后进行了修改。在法庭审理过程中,家属提出医院对病历进行篡改及伪造,当班护士承认修改过病历,但提出当时是一时笔误,修改后的才是客观事实。法院判决认为:病历是患者病情发展的重要证据,应该真实记录,不得有误,也是认定医疗过失的重要依据,严禁涂改伪造。医院未按规范修改病历,使得原始证据毁灭消失,导致不能查明本案事实,对此医院应该承担全部责任。

思考:

　　1. 护士在案例中的行为触犯了哪些法律法规?

　　2. 如果你是该名护士,你会如何处理?

【评估】

　　1. 案例中患者家属的需求及心理。

　　2. 案例中该名护士的心理状态。

【计划】

　　1. 课前自学《医疗事故处罚条例》,做好相关知识准备。

　　2. 通过护理文书的学习,达到规范护理书写的目标。

　　3. 用物准备:"护理记录单、体温单、护理评估单"等临床护理常用书写文书。

　　4. 课堂分析护士护理文书的书写情况,提升护生对准确书写护理文书的重视度。

【实施】

　　1. 教师结合相应法律法规,分析该案例中护士的问题。

　　2. 组织护生模拟书写临床常用护理文书。

　　3. 教师根据护生护理文书书写的内容,进行案例拓展并集体分析。

【实践反思】

　　1. 护理文书中,如何准确规范地书写可防止错误的发生?

　　2. 案例中,护士护理书写存在的问题在哪儿? 应当如何纠正?

　　3. 探讨在临床护理实践中,护士该如何遵循法律法规避免案例中类似事件的发生。

【作业】

结合所学的护理法规内容,谈一谈护理文书书写的重要性。

(严玉茹 杨 艳)

护 理 伦 理

　　护理伦理学是研究护理人文与护理职业道德的一门新兴学科,是护理人文的重要组成部分,它与护理人文修养之间相互渗透、相互影响、相互联系。护理人文与护理伦理都是以护理工作领域中的道德现象以及道德关系作为研究对象的,是研究护理工作者在为患者及社会服务过程中应遵循的道德基本原则。护理服务的对象是人,在护理患者的过程中不可避免地会涉及方方面面的伦理道德问题。强化护理伦理的教育有助于提升护士的职业道德素养。系统的护理伦理学知识,能够帮助护士掌握护理伦理学的基本理论和基本方法,能够引导护士正确对待患者,有利于护士树立正确的职业观及道德观,从而从内在强化护士的职业自律性,同时提升护士的人文素养。护理伦理的学习也有助于构建和谐的护患关系,将正确的护理伦理理论运用于临床护理服务实践,可以指导护士正确地处理伦理冲突,适时地把握处理伦理矛盾时的原则及分寸,及时分析和解决问题,紧抓问题的本质,并有效地进行护患沟通,取得患者及家属的信任及理解,减少护患纠纷的发生,建立平等、尊重、和谐的护患关系,提高患者的满意度。

第一节　护理伦理理论

　　伦理学是以人类伦理关系和道德现象为研究课题的一门理论学科,是人们对人类伦理关系和道德现象长期探索的结果。

护理伦理学是研究和探索护理职业道德的一门科学,它是伦理学的一个分支,也是护理学的重要组成部分。学习和研究护理伦理学,不仅能够指导临床护理实践、控制专业水准,还能帮助护士明确自己的价值观,加强护理专业人员的职业道德修养和人文修养,更好地为维护和促进人类健康而服务。

一、伦理学的含义

伦理学又称为道德哲学,是对人类社会纷繁复杂道德现象系统的哲学反思。其认识成果,可以规范并指导人们的日常道德实践活动。在反思人类道德生活的基础上,伦理学逐渐形成了一套关于善恶、义务、行为准则、价值范畴的概念体系,完成了道德观的理论化和系统化体系的建立。伦理学更是在构建一整套包括原则、准则或规则在内的道德规范体系,分析和评判现实生活中的该与不该、正当与否、善恶及对错,进而指导人们的社会行为,协调人与人、人与社会、人与自然等之间的各种关系。

二、护理伦理学的相关理论基础

(一) 生命论

1. 生命神圣论 是强调人的生命神圣且不可侵犯的道德价值的一种伦理理念。这种观点认为,人的生命是神圣不可侵犯、至高无上且极其重要的,它具有最高道德价值。因此,人们应无条件地去保护生命,不惜任何代价地维护及延长人的生命,任何人为终止生命的行为都是不道德的,都应当遭受谴责。

2. 生命质量论 是以人的自然素质(智能和体能)的高低优劣为依据,衡量生命对自身及他人和社会存在的价值的一种伦理观。它所强调的是人的生命价值不在于生命存在的本身,而在于生命存在的质量。人们不应该单纯追求生命的长度,更应该关注生命的质量,增强和发挥人类的潜能。

3. 生命价值论 是对生命质量论的进一步阐述,它是根据生命对自身、他人和社会的效用如何,采取不同态度的生命伦理观。生命价值论是以人具有的内在和外在的价值来衡量生命意义的一种伦理观念。内在价值是生命对自身具有效用的属性,外在价值是生命对于他人及社会具有效用的属性。

(二) 道义论

道义论又称义务论。道义论认为行动对错的评价不能只关注行动的后果,应规定伦理义务的原则或规则,而有些原则和规则不管后果如何都必须贯彻。如"不许说谎""必须遵守诺言"。也就是说,行动本身的性质决定着行动的对或错,而不是由行动的后果决定行动的对错。例如,某护理人员给患者注射时告诉患者"此药有效",其实医生开具的只是一剂"安慰药"。道义论把护理患者作为护士的某种绝对的义务和责任。它的主要出发点是护士高尚的善良的动机与为患者服务的信念,而不问行为后果或不大考虑行为的后果。它从义务的观点出发,为护理人员规定了各种各样的美德要求,同时又为护理人员规定了各种必须恪守的职责。

（三）功利论

功利论就是根据行为是否以相关者的最大利益为直接目的而确定道德规范的效果论。功利论的著名原则是"最大多数人的最大幸福"。功利主义认为确定的道德规范必须直接有利于实现最大多数人的最大幸福。功利论分为行为功利主义和规则功利主义。行为功利主义主张行为的道德价值必须根据最后的实际效果来评价，道德判断应以具体情况下的个人行为的经验效果为标准，而不是以是否符合某种道德准则为标准。因此，行为功利主义者认为每个人都必须估量自己的处境，使自己的行为给他人带来最大的好处或把不好的结果降低到最低程度，而没有什么可遵循的原则。规则功利主义主张人类的行为具有某种共同特性，其道德价值以它与相关的共同准则的一致性来判断。因此，规则功利主义者认为每个人都应当遵循会给一切有关者带来最大好处的规则。

（四）美德论

美德通常指人的良好道德品质，是一定社会的道德原则和规范在个人思想和行为中的体现，是一个人在一系列的道德行为中所表现出来的比较稳定的特征和倾向。在长期的护理实践中，护理人员形成了许多高尚的道德品质，主要有以下内容：

1. 仁爱 即仁慈并富有爱心，对患者怀有恻隐之心，同情、尊重患者，真诚为患者服务，实践医学人道主义。

2. 慎独 即小心谨慎，随时戒备。不靠他人监督，严格控制自己的行为，一切为了患者，并具有实事求是的作风，忠诚于服务对象，诚心维护服务对象的健康利益，敢于承担责任，勇于纠正错误。

3. 严谨 即具有严肃认真的科学态度、周详缜密的思维方法、审慎负责的工作作风。热爱并潜心于护理事业。

4. 公正 即能够一视同仁地对待服务对象，合情合理地处理公私关系和分配卫生资源。

5. 进取 即刻苦钻研专业技术，不断更新知识，虚心向同行求教，不断提高护理质量。

6. 合作 即在工作中能与其他医务人员密切配合、互相尊重、互相支持、齐心协力，并勇挑重担。

7. 奉献 即付出而不求回报，不畏困难，勇于牺牲个人利益。

8. 廉洁 即办事公道，作风严谨正派，不图谋私利。

（五）公益论

公益即公共利益、大多数人的利益。公益论是根据行为是否以社会公共利益为直接目的而确定道德规范的后果论。公益论的主要内容有以下几点：

1. 公益论的兼容观 公益论主张社会利益、集体利益和个人利益相统一。在医疗卫生事业中主要表现为医务人员在工作中既要做到满足广大人民群众日益增长的健康需求，又要做到提高全社会的整体健康水平。

2. 公益论的兼顾观 任何医疗护理行为都应当兼顾社会、集体和个人利益。当三者发生冲突，形成"非此即彼"不可调和的排斥矛盾时，社会和集体无权作出否定个人利益的选择,应该满足和实现个人利益。当冲突不是以排斥的形式出现时,要做到个人利益与集体利益兼顾,以集体利益为主;集体利益与社会利益兼顾,以社会利益为重;当前利益与长远利益兼顾,以长远利益为重。公益论的兼顾观要求尽可能对利益进行公平、合理的分配。

3. **公益论的社会效益观** 公益论强调在医疗服务中坚持经济效益与社会效益并重、社会效益优先的原则。公益论把医学伦理关系扩展到整个人类社会,并提示人们不仅要注视人类的现在,而且要关注人类的未来,既要注重卫生资源的合理分配与有效运用,又要注意保护和优化人类赖以生存的自然环境,积极造福于社会,为人类将来的繁荣昌盛创造条件。

三、学习与研究护理伦理学的目的

任何专业除了有完整的理论体系、专业知识和技术外,还必须有系统严格的专业伦理,指导和调控其专业服务行为。护理伦理是护理专业的服务指南,是护理专业服务质量的有力保证。护士在任何时期都应学习和研究护理伦理学,这对于加强护理道德修养、提高护理道德品质、提升护士人文素质都具有非常重要的意义。

(一)培育护理道德品质,培养德才兼备的护理人才

社会主义新型护理人才不仅要有渊博的现代护理理论知识、娴熟的护理技术和良好的身体、心理素质,还要有高尚的道德品质及人文素养。要培育和造就德才兼备的护理人才,就必须让其加强对护理伦理学的学习和研究。学习护理伦理学,可使护士全面系统地了解护理道德基本理论,掌握护理伦理原则和规范体系,自觉加强护理道德修养,并且可协助护士确认自己的价值观及角色责任,更好地投身于护理事业。

(二)提高护理质量,推动护理事业的发展

学习和研究护理伦理学是使广大护士具有高尚的护理道德的最有效途径。高尚的护理道德品质有助于增强护士的责任感和奉献精神,指导护士正确处理临床护理、护理研究、护理教育等实践领域中的各种关系,提高其应对伦理难题时的决策能力,从而为护理对象提供更安全更高质量的服务,促进整体护理水平的提高,推动护理事业的健康发展。

(三)促进社会主义精神文明和核心价值观建设

护理道德建设是社会主义精神文明建设的重要组成部分,也是社会主义核心价值观在医护领域内的重要体现,是整个社会道德体系建设的重要内容。护理行业是一个服务性极强的行业,在整个卫生系统中起着窗口的作用,护理职业道德建设直接影响到卫生行业甚至整个社会的道德风尚。

四、护理伦理学研究对象

(一)护士与服务对象之间的关系

在护理领域的所有关系中,护士与服务对象之间的关系是首要的,也是最基本和最重要的,它是护理伦理学研究的核心问题。这种关系是否和谐、协调,将直接关系到服务对象的健康与否及护理质量的优劣和高低,影响着医疗卫生机构的秩序正常与否。护士与护理对象的关系是双向的。处理好这种关系,不仅要求护士将护理对象的利益放在第一位,还需要护理对象对护士给予充分的理解、支持和尊重。

(二) 护士与其他医务人员之间的关系

在护理工作中,护士与其他护士、医生、医技人员、行政管理人员、后勤人员有着广泛的、密切的联系和合作,他们之间的关系是护理伦理学研究的重要内容之一。护士能否与其他医务人员相互信任、相互尊重、相互支持、良好合作,将直接影响到护理质量与护理安全的高低水平,也关系到整个医疗卫生工作能否顺利开展。

(三) 护士与社会之间的关系

我国卫生护理事业的基本任务是保护人民健康、防治疾病、提高人口健康素质。随着护理科学的发展,护理专业的服务范畴与服务内容都在不断地深化和拓展,护理对象也从单纯的患者扩大到了健康人群,护士在履行着越来越多的社会义务,可以说,护理活动本身就是一种社会活动。因此,在护理实践中,护士不仅要考虑到某个患者个体或局部的利益,还要考虑国家、民族利益及社会公众利益。

(四) 护士与医学科学发展之间的关系

医学科学的迅猛发展以及现代医学高新技术在临床上的广泛应用给医护领域带来了许多新的道德难题,如器官移植、人类辅助生殖技术、基因诊断和治疗、生与死的控制、安乐死的控制、安乐死的选择等,这些都涉及护士如何对待道德或不道德、在何种情况下参与、如何决策等一系列伦理难题。

实践活动 10 - 1

案例

患者林女士,28 岁,怀孕 32 周突发呼吸困难,在同居男子贾某的陪同下到医院急诊科就诊。医生检查发现孕妇及胎儿均有生命危险,须立即行手术治疗。然而,面对生命垂危急需手术的孕妇,贾某却多次拒绝在手术同意书上签字,同时也不肯告知孕妇家属的联系方式。接诊护士小王及时将情况汇报行政总值班,并竭力配合医生抢救患者。经医护密切配合抢救,行政总值班积极协调,林女士最终脱离了危险。林女士的父母赶到病区后,非常感激当班医护人员的尽职尽责。

思考:

1. 案例中护士配合医生挽回了患者的生命,除了专业能力以外,她的护理伦理素养体现在哪些方面?

2. 面对该案例中患者家属的不配合,作为接诊护士,你该怎么做?

3. 该案例中护士有哪些护理伦理理论可以应用?

【评估】

1. 案例中林女士的社会支持系统。

2. 案例中贾某的心理状态。

3. 案例中护士的心理状态及护理伦理素养。

【计划】

1. 确定运用护理伦理理论达到保障患者生命安全的目标。

2. 根据案例进行场景设计,角色组成:患者林女士、贾某、护士及患者父母。

3. 分析角色扮演需要的情感和设计行为表现。

4. 学生准备:做好护理伦理相关知识的准备,并结合上述案例进行思考。

5. 环境准备:根据情景需要准备相应的空间和抢救设备等。

【实施】

1. 每组5~6名学生,模拟案例中的情景,表现关键要素:患者林女士的恐惧与无助、贾某的心存侥幸、自私贪婪以及护士的专业能力及伦理素养。

2. 观察员记录,对观察到的现象进行记录,并提出建议。

3. 教师结合护理伦理理论进行总结,引导护生运用生命神圣论的伦理相关知识,进行正确的伦理判断。

【实践反思】

1. 你在案例中接诊的护士小王身上学习到了什么?

2. 当你在临床护理工作中面临突发状况时,你该如何应用护理伦理理论,保护患者生命安全?

【作业】

如何理解护理伦理理论中的"生命论"? 用具体事例进行分析解释

第二节 护理伦理原则

护理伦理原则是指反映在护理学发展阶段及特定社会背景之中的基本精神,在临床护理实践活动过程中,调节任何的护理道德关系都必须遵循护理伦理的根本准则。护理伦理的基本原则有以下几点。

(一) 自主原则

自主原则是指护士需要尊重患者的自主性,保证患者自己能够做主,理性地选择诊治决策的伦理原则,故又称为尊重原则。患者的自主表现为自主知情、自主同意、自主选择等。在临床护理实践中,护士应该尊重患者的自主权利,尊重患者的人格权,对于缺乏自主能力的患者,如婴幼儿、严重的精神疾病患者、智力低下的患者、患有老年痴呆的患者、残障人士、昏迷或意识不清的患者,在患者的自主权利被疾病所剥夺的情况下,护士应尊重其家人或监护人的选择权。在实践过程中,"知情同意"便是体现尊重患者自主权利的典型代表。在检查、手术、临床试验、侵入性操作等临床工作中使用"知情同意书",能起到良好的护患沟通交流作用,也能更好地保护护理人员自身避免陷入法律纠纷。

（二）不伤害原则

不伤害原则是指在临床护理实践中最大限度地避免为患者带来不应有的伤害的伦理原则，即要求护理人员不做伤害患者身心健康的事情，如因疏忽而造成患者疾病加重或能力丧失，或是剥夺患者正当治疗权利等行为。在临床护理实践中，应强化以患者为中心的动机及意识，不能为个人利益而滥用护理手段。同时，也应提高专业知识及技能，以严谨的工作态度及扎实的护理操作技能去避免或减少粗心大意或是技术不精而对患者所造成的伤害。但是，医学中的"不伤害原则"并不是绝对的不伤害。当伤害无法避免时，护理人员应该进行评估思考，经权衡后选择利益大于危险或伤害的行为。

（三）行善原则

行善，即指护理人员对患者的仁慈和善良，直接或间接对患者有利。行善原则的伦理精神是做好事、不做坏事，且积极制止他人做坏事。作为一名护理人员，应当以行善精神为准则，善待患者、善待生命、善待社会。护理人员的行善行为并非无条件：首先，患者确实有疾病痛苦；其次，护理人员的行为可以解除患者的痛苦；最后，在患者受益的同时不会给他人及社会带来太大的损害。护理人员在行善过程中，应该权衡利弊，慎重地做决策，避免不必要的伤害以及浪费。

（四）公正原则

公正原则指每一名社会成员都具有平等享受卫生资源或公平被分配卫生资源的权利，而且对卫生资源的使用和分配，也具有参与决定的权利。故公正原则包含两个方面，即平等对待患者及合理分配医疗资源。平等对待患者这一准则便是指对待不相同的患者应以相同的方式，而不应该以贫穷富贵、有无权势来区分对待。作为护理人员应该一视同仁、平等公正地对待每一位患者。合理分配医疗资源，即护理人员在分配医疗资源的过程中应对现有的相关的医疗资源加以评估，慎重考虑后进行资源分配，做到不浪费医疗资源，确保资源分配的公平性与合理性。

实践活动 10-2

案例

患者王老伯，78 岁，因"血尿"收治入院，入院后行膀胱镜检查被确诊为膀胱恶性肿瘤，且行 PET/CT 检查发现伴有骨转移。家属担心告知患者病情后会引起其焦虑和恐惧，最终选择隐瞒病情。但随着病情的逐渐加重，患者开始对家属的话产生怀疑，却又没法开口再追问下去。责任护士小林看出了王老伯的困惑，主动约谈王老伯的家属，希望家属能以委婉的方式告知患者病情，以便患者能正确面对疾病并自主决定治疗方案。医护及家属共同决策，决定将患者患膀胱恶性肿瘤的事实告知患者，但隐瞒已骨转移的部分。当护士小林以温柔委婉的方式向王老伯坦白其病情时，王老伯长舒了一口气，他告诉小林护士，他其实早已猜到自己的疾病情况，家里人的隐瞒和压抑情绪反而对他造成了一种心理负担。他如释重负地说道："这下总算可以坦诚地与家里人沟通交流了,也可以安排一些'身后事'了。"

思考:

　　1. 医护及家属为什么要告知患者患恶性肿瘤的事实,却隐瞒骨转移的部分?

　　2. 王老伯在被告知病情后,为什么会如释重负?

　　3. 在临床护理实践中,当遇到要求向患者隐瞒病情的家属时,你会如何面对?

【评估】

　　1. 患者王老伯家属的心理状态。

　　2. 患者王老伯的心理状态。

　　3. 护士小林所具备的护理伦理原则知识。

【计划】

　　1. 应用护理伦理原则,发现患者的内在需求。

　　2. 根据案例分配角色,患者王老伯、王老伯家属、护士小林。

　　3. 观察员明确任务,做好护理伦理原则相关知识的准备。

【实施】

　　1. 每组 5～6 名学生,模拟案例中的情景。表现关键要素:患者王老伯的焦虑及了解自身疾病状态的渴望、家属的顾虑以及护士小林运用伦理原则劝说患者家属的过程。

　　2. 鼓励王老伯表达自己的担忧,并积极参与治疗方案的制订。

　　3. 观察员认真观察扮演者的表演,记录、分析问题并提出合乎护理伦理的建议。

【实践反思】

　　1. 本次实践体现了哪些护理伦理原则?

　　2. 临床上,在面对患者及家属意见不统一的情形时,该如何应用所学的护理伦理原则开展沟通协调?

【作业】

　　临终关怀是近代医学领域中新兴的一门边缘性交叉学科,是人类文明发展的标志。临终关怀可以让患者走得更"温暖"。针对临终患者,结合本节护理伦理原则,设计一份合理的心理护理及健康宣教内容表单。

第三节　护理伦理规范

　　护理伦理规范是指依据一定的护理伦理原则和理论而制订的,用来调整护士的人际关系及护士与社会关系的行为准则,同时也是培养护士伦理素质的具体标准或要求。护理伦理规范的内容有以下几点。

（一）精益求精、热爱本职

护理人员首先应该热爱护理事业,积极进取,与时俱进,不断提高业务技能,这些是护理工作者首要的道德品质和基本素质。熟练掌握护理业务知识和各项护理操作技能,对技术精益求精,不断提高自己的业务水平,从而在护理工作中有能力进行技术上的准确判断。

（二）一视同仁、尊重生命

护理人员应平等地对待患者的生命。这是建立和谐护患关系的基础与前提,也是护理人员最基本的道德品质。尊重患者的生命就是在护理实践中注意保护护理对象的人身安全,这是生命神圣论的具体体现。如果患者在接受护理的过程中生命遭受无故的伤害,则违背了护理工作的初衷,使护理工作失去了其应有的价值。维护患者的权利和尊严,一是尊重患者的价值观,将患者视为独立个体,尊重其风俗习惯及精神信念,当患者拒绝某项治疗时,护理人员不应强迫其接受。当然,如果患者的选择对其本人或他人生命安全造成危害时,可根据具体情况采取保护性医疗措施。二是平等地对待患者,一方面把患者看作与医护人员平等的人;另一方面对待一切患者要一视同仁,不受种族、信仰、肤色、年龄、性别、政治因素或社会地位的影响。

（三）认真负责、任劳任怨

护理工作肩负着维护健康、保护生命的崇高使命,认真负责是护理人员忠于职守的显著标志。每一名护士都应该自觉地意识到自己对患者、对社会所肩负的道德责任,以严肃的态度、严格的要求、严谨的作风认真遵守各项规章制度和各项操作规程。

（四）举止端庄、态度热情

护理人员的言语和行为是体现护理道德规范的主要途径,可体现出护理的职业美感。举止端庄、态度热情是为患者提供优质服务的基础,患者往往根据护理人员的言谈举止和服务态度来体验和判断医护人员对他们的情感和尊重,这也是患者判断医疗服务质量的主要依据之一。

（五）言语贴切、保守秘密

护理人员对患者的同情、关怀和体贴在很大程度上要通过言语来表达。研究表明,美的语言可以对大脑皮质起保护作用,增强患者机体的防御能力;而刺激性语言会引起患者恐惧和不良的心理应激反应,容易导致病情恶化,加剧痛苦。因此,在与患者的接触沟通中,护理人员要提高自己的语言修养,注意语言的科学性和亲和性,避免简单生硬、刺激性的言语和消极暗示性的言语。同时还要注意保守患者的秘密,保护患者隐私。

（六）团结协作、互相监督

护理工作有其特定的专业职能和社会功能,护理人员既是健康的照顾者,又是咨询者、教育者、协调者,与其他医务人员之间应该是既有分工又有协作,居于同等重要的地位,无法相互替代。护理工作的广泛性决定了护理人员与医院各类人员、各个部门都有着千丝万缕的联系,医护人员共同努力和密切协作才能维护和促进患者的生命健康和安全。同时,护理人员作为患者的代言人,为了维护患者的利益,防止差错事故的发生,护理人员和其他医务人员之间还应该互相制约,互相监督。

(七) 廉洁奉公、遵纪守法

治病救人是护理工作者的天职,绝不能将医护工作作为谋取私利的手段。护理人员要始终牢记自己的责任和患者的利益,在任何时候都要清正廉洁、奉公守法,杜绝以医谋私等行业不正之风,以自己的廉洁行为维护白衣天使良好的社会信誉和形象。

(八) 勇担责任、促进健康

当前,随着医学科学的飞速发展,许多医学问题已经成为关系人类自身命运的社会难题,医护人员行为的社会后果更加明显,因而其社会道德责任也更加凸显。医学模式的更新、医学高科技的应用以及医患关系的复杂化,使得医务人员除了要面对患者本人,还要与更多的人发生直接或者间接的关系。因此,护理人员应该科学地开展健康教育,推动发展社区保健,合理使用卫生资源,促进和改善公众的健康状况,为实现"人人享有卫生保健"的长远目标而努力。同时,还要不畏艰险、勇担责任,为保护人民群众的生命安全表现出无私的奉献精神。

实践活动 10-3

案例

患者老王拟行左下肢静脉曲张剥脱术。手术当日接患者入手术室时,责任护士核对了患者的手术标记,发现标记在患者的右下肢,责任护士与患者沟通,患者表示医生确实标记错误,但不敢也不愿向医生指出。责任护士随即联系主刀医生,主刀医生表示他已知晓,并告知护士先将患者接至手术室。责任护士毫不犹豫地拒绝了,并提出只有在主刀医生做好正确的手术部位标记后方可接患者至手术室。

思考:

1. 患者为什么不愿向医生指出错误?

2. 护士为什么拒绝主刀医生的要求?

3. 护士遵循了哪些护理伦理规范?

【评估】

1. 患者的心理状态。

2. 主刀医生的心理状态。

3. 责任护士的心理状态。

【计划】

1. 护生能体悟案例中护士的行为。

2. 通过分析案例,护生能列举出临床上相似的情景。

3. 护生能明确护理伦理规范中相互监督的意义。

4. 确定应用护理伦理规范中的内容以达到保障患者安全的目标。

【实施】

　　1. 分析案例中患者的内在顾虑。

　　2. 分析案例中护士的情志和行动表现。

　　3. 请护生列举出临床工作中的相似情景,并引导护生结合护理伦理规范开展讨论。

【实践反思】

　　1. 在临床工作中作为护士,你敢于质疑医生的工作吗?请举例说明。

　　2. 你认为"临床工作中医务人员互相监督是保障患者安全的重要措施"这句话对吗?为什么?

【作业】

　　你如何理解"护士是患者的代言人"这句话?请结合具体事例说明解释。

第四节　护理伦理决策

　　临床护理实践中,护士往往面临价值观念、道德水准、护理伦理推论和判断能力、护士行为、医护关系与医患关系、尊重患者权利、患者隐私保护等皆为护理伦理所涉及的问题,护士的护理伦理决策能力强弱决定了其在临床护理实践中能否妥善处理好以上问题。

一、护理伦理决策的含义

(一) 决策

　　决策(decision-making)指人们在改造世界的过程中,寻求实现最佳目标,即选择最佳的目标和行为方案而进行的活动,以对事物发展规律及主客观条件的认识为依据。因此,决策是根据问题或目标拟订可行的方案,然后从中选出能达成目标的最佳方案的过程。

(二) 伦理决策

　　伦理决策(ethical decision-making)就是做伦理方面的决定和选择。伦理决策涉及两个复杂过程,即判断过程和选择过程。在伦理上做决定受到个人的价值观及信念的影响,同时也受到社会文化及宗教信仰、法律规范、环境及个人当时情绪的影响。因此,决策者或参与决策者的道德水平、知识程度以及对伦理理论和原则的应用等都会影响一个人在某一情境中所采取的道德行动的正确性。

(三) 护理伦理决策

　　护理伦理决策(nursing ethical decision-making)即护理工作中的伦理决策,是指护士根据确定的多个护理行为目标,从护理伦理角度来思考并作出恰当的、符合护理伦理的最佳决定,是护理伦理理论、原则和规范在护理工作中的贯彻和运用。如在照护癌症患者的时候,护士经常要面对是否要告知患者其病情的伦理问题。护士的护理决策是复杂的,其中最基本的护理决策是技术决策和伦理决策。护理技术决策必然是伦理决策,而护理伦理决策不一定是技术决策。因为,护士在伦理上作出的决策,需要建立在道德思考的基础上,涉及个人的价值观,同时受社会文化及宗教信仰、法律法规、行为情境等各种因素的影响,而不是单纯地考虑技术因素。

二、护理伦理决策的类型

(一) 个人决策

个人决策(individual decision-making)是指由个人独立做出决定。在护理实践中,个人决策是指护士以个体的形式独立进行伦理判断,并采取伦理行为。个人决策往往发生在伦理情境较为简单的情况下或是一些紧急情况下。在临床护理实践过程中,几乎随时随地都需要进行个人决策,个人决策受护士个人的伦理意识、伦理判断能力及职业道德等素质的影响。因此,个人决策的质量有赖于护士伦理知识、伦理判断能力和决策能力的培养。

(二) 团体决策

团体决策(group decision-making)是指由团体(如伦理委员会)通过共同讨论之后做出决定。临床护理实践中,如遇到较难的护理伦理问题,则需要各方专家集思广益,或涉及团体利益时,则应由团体来做决策。

三、伦理困境

(一) 定义

伦理困境是指当面对一个问题时发生混淆不清、模棱两可,没有一个令人满意的解决方案,难以做决定或不知道采取何种行动的情境。

(二) 伦理困境的产生及处理

当面对符合道德要求的两种以上的医疗或护理方案之间各有利弊或医护人员的个人道德准则与职业伦理要求相冲突等情况时,伦理困境即会产生。此时,对待复杂的伦理问题及冲突,仅凭直觉和经验是不够的,必须要经过系统、理性的思考,应用护理伦理原则,进行透彻、全面的伦理分析之后才能着手去解决问题,为患者做最有益的决定,避免有害结果的产生。

四、影响护理伦理决策的因素

(一) 价值观与护理伦理决策

价值观包括个人价值观、文化价值观、专业价值观和社会价值观。护士在做护理决策时应做到:凡是有利于患者的价值观应列入优先考虑;受到决策影响最大的人,其价值观优先考虑。

(二) 组织与护理伦理决策

组织或机构的理念,有时会与护士个人价值观或患者的需要相冲突,甚至影响护理伦理决策的过程。此种情况下,护士应该在组织要求与患者需求及个人理想之间寻求平衡点来做护理伦理决策。

（三）法律与护理伦理决策

法律认定的有效权利并不一定符合伦理所制订的权利。面对此类伦理问题，护士应遵循伦理原则，作出适当的判断并采取公正的决策，在解决问题的同时，兼顾患者最大利益，为患者提供优质的护理服务。

五、护理伦理决策能力的培养

（一）掌握基本的护理伦理知识，了解个人和专业的价值观

掌握护理伦理学的基本原则、基本规范和基本范畴，以及具体护理职业活动领域中的伦理要求，是护理伦理决策能力培养的前提。护士应当加强护理伦理课程的学习，并能从自己的行为中判断出护理伦理问题；护士应掌握护理专业伦理价值观，学会进行伦理评价，积极参与伦理课程的培训及学习，更好地指导护理实践工作。

（二）了解患者和家属的价值观和决定

在护理伦理决策中，护士应当做到知己知彼。目前，以患者为中心的优质护理服务理念深入人心，随着患者及家属维权及法律意识的加强，尊重患者的自主权及知情同意权是护理人员自我保护、建立良好的护患关系及顺利完成护理工作的关键。护士在进行护理伦理决策时，要充分考虑患者及家属的价值观，与患者及家属进行充分的沟通，掌握沟通技巧，具有同理心，协助他们在护理伦理与个人价值观发生冲突时正确进行选择。知己知彼方能百战不殆，才能使最终的护理决策既合乎护理伦理道德要求又合乎患者及家属的价值观。

（三）熟悉护理专业知识和技能

护士熟练掌握临床专业知识及专业技能不仅是优质护理服务的基本要求，也是作出正确伦理决策的必备条件。护理人员的伦理决策能力和护理技能息息相关，只有掌握了扎实的专业知识、娴熟的操作技能及良好的人际沟通能力，才能增进护理服务的优质化，赢得患者及家属的信任，才能在遇到护理伦理问题的时候，为患者、为家属作出最符合护理伦理的决策。

（四）了解伦理决策的步骤

面对复杂的伦理问题及冲突，必须系统、全面地思考，抽丝剥茧，厘清伦理道德问题，这就需要护理人员掌握伦理决策的模式。一般伦理决策分为 5 个步骤，即确定伦理问题、分析伦理问题、列出解决方案、寻找伦理依据、评价反思。在此过程中，可根据个人判断，选择最合适的决策方案，如遇到难以抉择的伦理问题，或是无论选择哪种方案都有可能造成一定的损失及伤害时，护理人员可寻求伦理委员会的协助以共同寻求合理的解决途径。

（五）了解相关的法律规定和政策

随着法治社会的逐步完善，法治中所体现的道德也被广大人民群众所接纳。护士应当熟悉相关的法律、法规、政策，尤其需要掌握《护士条例》《医疗纠纷预防和处理条例》等这些与临床护理息息相关的政策法规，做到有法可依，为作出护理伦理决策筑起一道法律防线。

(六) 参加伦理委员会相关培训

伦理委员会具有教育培训、制订规范、建议咨询等功能,护士应当积极参与医院或者地方护理学会的伦理委员会开展的各项伦理相关的教育与培训活动,也要懂得将难以决策的护理伦理问题交由伦理委员会,以团体决策的方式,群策群力,解决难题,同时可提高自身的护理伦理决策能力。

实践活动 10-4

案例

身患重症肌无力的 28 岁女孩李燕(化名)与疾病奋战了 28 年,她热爱生命却作出了主动放弃生命的选择。她为什么申请安乐死呢?李燕说,在过去的日子里,爸妈对她的照顾无微不至,尤其是妈妈,吃喝拉撒睡每一件事都照护得非常细致。可是,一想到父母即将 70 岁,她就惶恐不安:"妈妈老了照顾不动她了怎么办?妈妈没了怎么办?谁又会像妈妈一样悉心照顾她呢?"在微博中她写道:"我必须死在我父母的前面,否则我的生活会很惨。""我会变得很脏很臭很难受,我承受不起更不想那样死去,我很恐惧那样死去。"她在微博中讲述了她的苦难,并强烈呼吁安乐死合法化。由此,李燕走进了公众的视野,而安乐死这个争论已久的话题也再次变得引人注目。

思考:

1. 在目前安乐死未合法化的大背景下,面对此类患者你该如何对其进行心理护理?

2. 有哪些护理伦理原则可以运用?

【评估】

1. 案例中李燕的心理状态。

2. 案例中李燕的社会支持状态。

3. 护士需要运用到的安乐死相关伦理知识。

【计划】

1. 在课堂上应用辩论法讨论护理伦理问题。

2. 环境准备:实训室或护理示教室。

3. 学生准备:熟悉上述案例,进行独立思考后选择正反方,并做好相关知识的准备。

【实施】

1. 分析上述安乐死案例。

2. 教师引导学生根据自己的意志选择正方(支持安乐死的合法化)或反方(不支持安乐死的合法化),组建由 4 位辩手组成的辩论队,以安乐死伦理问题为论题分为两组进行辩论(表 10-1)。

表 10-1　安乐死辩论实施方案

项目	内容	方　法
护理伦理辩论	安乐死的合法化(尊重生命还是追求高质量的生存)、医疗资源合理分配问题等	1. 告知学生辩论的论题 2. 组织学生共同查阅论题相关的文献资料 3. 让学生自由选择正反方,并进行观点设计的讨论 4. 每队选出一辩、二辩、三辩、四辩 4 位主要辩论手,其余为后援团 5. 一辩旁征博引,引出我方观点,二辩、三辩在体现己方观点的同时反驳对方观点,四辩总结陈词 6. 后援团自由发言 7. 辩论过程中教师给予正确引导 8. 辩论结束教师进行点评及总结 9. 教师以辩论的质量选出胜方 10. 集体投票选出最佳辩手

　　3. 其他同学根据自己的观点组成后援团。

　　4. 辩论过程中,教师进行正向引导。

【评价】

　　辩论结束后,师生共同就辩论情况及辩论内容进行总结评价。

【实践反思】

　　1. 如何做好临终患者的心理护理?

　　2. 当患者提出安乐死的想法时,该如何进行护患沟通?

【作业】

　　请问护士为什么要培养护理伦理的决策能力? 请举 3 个例子,阐述在临床护理工作中可能会遇到的护理伦理困境,并谈谈该如何处理。

(严玉茹　杨　艳)

参 考 文 献

1. 王建荣.中国医疗法[M].北京:法律出版社.2018.

2. 史瑞芬,刘义兰.护士人文修养[M].2版.北京:人民卫生出版社,2017.

3. 赵爱平,单伟颖.护理礼仪与人际沟通[M].北京:北京大学医学出版社,2017.

4. 唐庆蓉,彭幼清.护士人文素养[M].北京:科学出版社,2017.

5. 李惠玲.护理人文关怀[M].北京:北京大学医学出版社,2016.

6. 田树林,李宝辛.为学生思维发展而教[M].北京:现代教育出版社,2016.

7. 姜小鹰.护理伦理学[M].北京:人民卫生出版社,2012.

8. 史瑞芬,史宝欣.护士人文修养[M].北京:人民卫生出版社,2012.

9. 梁立,翟惠敏.护士人文修养[M].杭州:浙江大学出版社,2010.

10. 史瑞芬.护理人际学[M].3版.北京:人民军医出版社,2010.

11. 胡爱明.护士人文修养学习指导与习题集[M].北京:人民卫生出版社,2010.

12. 宋俊岩.医学生临床思维能力评价指标体系的建立及实证研究[D].青岛:青岛大学,
    2015:12-156.

13. 郭佳,尹作娟,隋树杰.护理人员临床思维培养现状分析[J].护理学报,2010(15):
    1-4.

14. 林崇德.思维心理学研究的几点回顾[J].北京师范大学学报(社会科学版),2006,5:
    35-42.

15. 王方芳.基于建构主义理论的医学生(本科)创新能力培养教学模式研究[D].重庆:第
    三军医大学,2006:32-38.

16. 曾勇,王国民,蔡映云."临床思维"的理解与培养[J].复旦教育论坛,2005,31:91-93.

17. 杨娜.医务人员血源性职业暴露原因分析及对策[J].山东医药,2013,53(46):95-96.

18. 丘祥兴,孙福川,王明旭.医学伦理学[M].北京:人民卫生出版社,2015.

19. 孙宏玉,唐启群.护理伦理学[M].北京:北京大学医学出版社,2015.

20. 常广明,孙宏玉,范宇莹.基于临床实例的护理伦理决策路径的探索与应用[J].中国实
    用护理杂志,2016,32(36):2806-2809.